LA CARDIOLOGIE INTERVENTIONNELLE

Histoire et évolution

Médecine à travers les siècles

Collection dirigée par le Docteur Xavier Riaud

L'objectif de cette collection est de constituer « une histoire grand public » de la médecine ainsi que de ses acteurs plus ou moins connus, de l'Antiquité à nos jours.
Si elle se veut un hommage à ceux qui ont contribué au progrès de l'humanité, elle ne néglige pas pour autant les zones d'ombre ou les dérives de la science médicale.
C'est en ce sens que – conformément à ce que devrait être l'enseignement de l'histoire –, elle ambitionne une « vision globale » et non partielle ou partiale comme cela est trop souvent le cas.

Dernières parutions

Pierre AUBRY et Bernard-Alex GAÜZERE, *La France et ses médecins dans les océans Indien et Pacifique du XVI*e *au XIX*e *siècle*, 2022.
Xavier RIAUD, *Aux origines de l'odotologie médico-légale. Des « Sherlock Holmes » français*..., 2022.
Dominique LE NEN et Frédéric DUBRANA (dir.), *La médecine... art ou science ?*, 2022.
Pierre AUBRY et Bernard-Alex GAÜZERE, *La France et ses médecins aux Amériques du XVI*e *au XIX*e *siècle*, 2021.
Frédéric DUBRANA, *La naissance de la médecine opératoire en Occident. De Hammourabi au concile de Latran*, 2021.
Patrice PINET, *Les philosophes, la maladie et la médecine de Hegel à Michel Foucault*, 2021.
Patrice PINET, *Les philosophes, la maladie et la médecine d'Epicure à David Hume*, 2021.
Jacques VASSAULT, *Contribution à l'histoire de l'asile d'aliénés d'Évreux. Tome III : Les comportements*, 2021.
Michel A. GERMAIN, *La reconstruction du nez. Une longue histoire chirurgicale*, 2021.
Lauriane BAUMANN, *Étude de soldats de la Première Guerre mondiale inhumés à Spincourt. Estimation du sexe, de l'âge et état bucco-dentaire*, 2021.

Michel E. Bertrand

LA CARDIOLOGIE INTERVENTIONNELLE

Histoire et évolution

L'Harmattan

Du même auteur

Handbook of cardiovascular interventions
Churchill Livingstone, 1996

Acute coronary syndromes
Blackwell publishing, 2006

Evolution of heart catheterization and interventional cardiology
Iatric Press, 2006

Major Advances n Cardiology
LEN Medical, 2016

5-7, rue de l'Ecole-Polytechnique, 75005 Paris
http://www.editions-harmattan.fr
ISBN : 978-2-343-25340-4
EAN : 9782343253404

Préambule :
la naissance d'une spécialité cardiologique

La cardiologie interventionnelle a démarré en septembre 1977. Toutefois, la cardiologie elle-même n'était qu'une spécialité relativement jeune : dans les années 1950/1960, la cardiologie se limitait essentiellement à la pathologie valvulaire, dominée par les séquelles du rhumatisme articulaire aigu : ainsi l'essentiel de la cardiologie concernait le rétrécissement mitral ou l'insuffisance aortique. Certes la pathologie coronaire était connue : angine de poitrine, infarctus du myocarde, mais les moyens d'exploration étaient extrêmement limités : les signes électrocardiographiques traduisant l'angine de poitrine ou l'infarctus étaient connus mais la connaissance des lésions était essentiellement autopsique. On savait que ces manifestations étaient caractérisées par une athérothrombose. Les moyens thérapeutiques étaient également limités. Certains auteurs avaient essayé de visualiser le réseau coronaire par opacification et enregistrement radiographique de ces vaisseaux : ainsi Georges Arnulf (1), un chirurgien lyonnais (Figure 1), injectait du produit de contraste dans l'aorte ascendante par une aiguille introduite dans la région rétro claviculaire ; L'opacification du réseau pouvait se faire à la faveur de la bradycardie induite par injection d'acétylcholine. Un certain progrès fut effectué en utilisant la technique de Bjorn Nordenstrolm(2) (Figure 2) qui consistait à injecter du produit de contraste dans l'aorte sus-sigmoïdienne et d'obliger la pénétration de celui-ci dans les coronaires à la faveur d'une surpression endo-bronchique bloquant le retour veineux cave. C'est dire que la découverte (accidentelle) de l'opacification sélective des coronaires par Mason Sones (3) à Cleveland en 1958 (Figure 3) fut une avancée majeure pour la connaissance de la

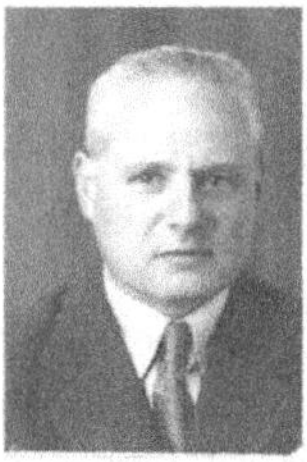

Figure 1 :
Pr Georges Arnulf
(1904-1994)

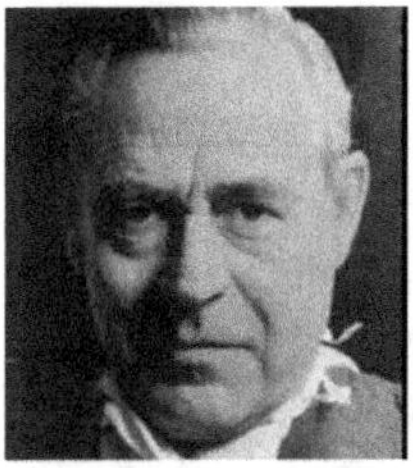

Figure 2 :
Bjorn Nordenströlm
(1920-2006)

pathologie coronaire. Sones utilisait un cathéter flexible à son extrémité distale introduit après artériotomie humérale.

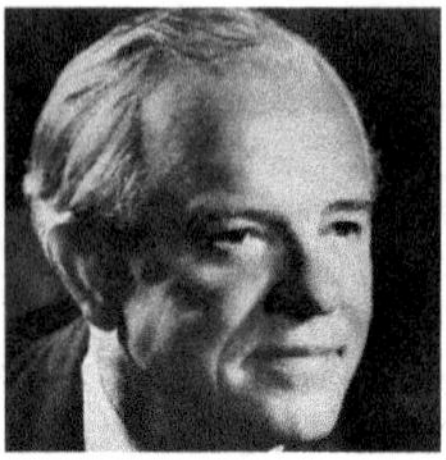

Figure 3 : Dr Mason Sones (1918-1985)

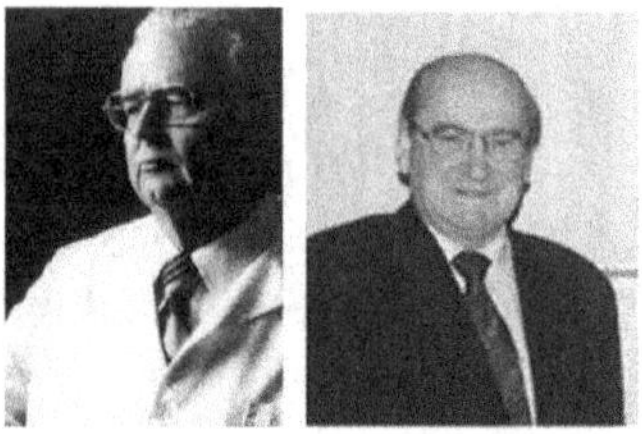

Figure 4 : Melvin Judkins (1922-1985) Martial Bourassa (1931-2020)

Quelque temps après, Melvin Judkins et Martial Bourassa (Figure 4) préconisèrent l'usage de cathéters à courbure préformée facilitant le positionnement du cathéter dans les ostias coronaires droit et gauche et introduit par voie percutanée. La découverte des lésions permit à un jeune chirurgien de Cleveland (René Favaloro (4) (Figure 5) de réaliser le premier pontage veineux aortocoronaire en 1967. Pendant les 10 années suivantes, cette intervention, qui se faisait à cœur ouvert sous circulation extra-corporelle, permit d'améliorer grandement l'état et le pronostic des patients coronariens. Toutefois l'intervention était, à l'époque, considérée comme lourde et nécessitait une hospitalisation prolongée. C'est donc avec grande surprise et une certaine curiosité qu'en 1977 fut proposée une méthode de dilatation des lésions coronaires en utilisant une technique percutanée. C'est dans ce contexte que démarra l'épopée de la cardiologie interventionnelle qui a débordé le cadre coronaire, pour s'intéresser aux autres domaines de la cardiologie. La dénomination 'Cardiologie interventionnelle' est liée au fait qu'il s'agit bien d'une intervention mais qui n'est pas effectuée par un chirurgien (thoracique ou cardiovasculaire) mais par un médecin, un cardiologue.

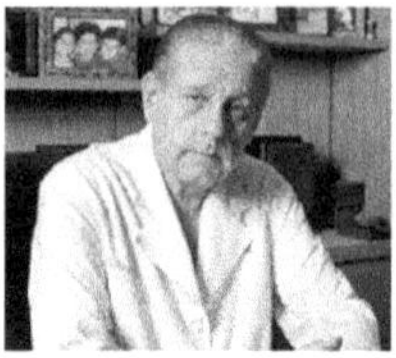

Figure 5 : Dr René Favaloro (1923-2000)

Ainsi dans ce livre nous aborderons 3 grandes parties correspondant au rôle de la cardiologie interventionnelle dans 3 secteurs cardiologiques majeurs :

1- La cardiologie interventionnelle coronaire
2- La cardiologie interventionnelle valvulaire
3- La cardiopédiatrie interventionnelle

I - CARDIOLOGIE INTERVENTIONNELLE CORONAIRE

1-La première angioplastie : Zurich 16 septembre 1977

Le nom du docteur Andreas Gruentzig(5) est définitivement lié à l'histoire de la cardiologie interventionnelle car c'est lui qui effectua le vendredi 14 septembre 1977, la première angioplastie coronaire.

Andreas Gruentzig (Figure 6) était né à Dresde le 25 juin 1939. En 1950 sa mère et ses deux enfants quittèrent l'Allemagne pour l'Argentine où ils restèrent jusqu'en 1952. Il revint à Leipzig (Allemagne de l'Est) où Andreas Gruentzig effectua ses études primaires et secondaires. La famille quitta ensuite cette ville pour se rendre à Heidelberg (Allemagne de l'Ouest) où Andreas Gruentzig effectua ses études médicales. Il devint docteur en médecine en 1964. Il effectua plusieurs stages de résident dans diverses villes d'Allemagne (Mannheim, Hanovre, Bad-Harzburg, Ludwigshafen) et effectua un stage en épidémiologie à Londres sous la direction de Geoffrey Rose. C'est le 1er novembre 1969 qu'il commença une activité d'angiologie à l'hôpital universitaire de Zurich sous la direction du Dr Hegglin puis de Bollinger, devenu chef de l'unité d'angiologie.

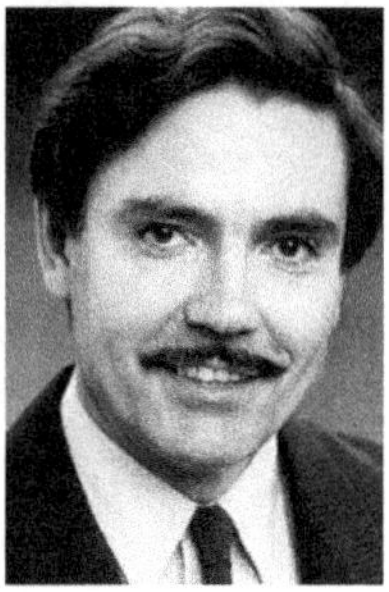

Figure 6 : Dr Andreas Gruentzig (1939-1985)

En 1973 et 1974, il devint assistant dans la division de cardiologie de l'hôpital universitaire de Zurich. Le 1er août 1974, il fut nommé 'senior cardiologue'. Pendant cette période, il effectua un stage de radiologie et rencontra le Dr Eberhard Zeitler qui utilisait une technique proposée par Charles Dotter(6), un radiologue américain (Figure 7) qui est reconnu comme le 'père de la radiologie interventionnelle' :

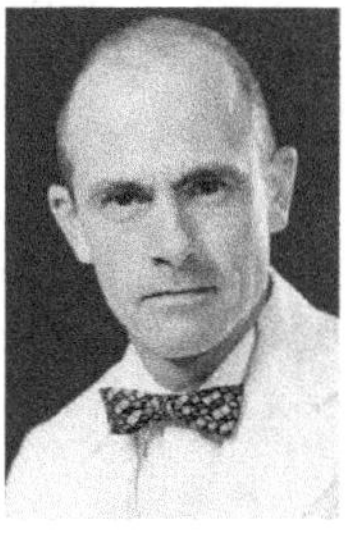

Figure 7 : Charles Dotter(1920-1985)

celui-ci dilatait les rétrécissements (sténoses) des artères périphériques en utilisant des cathéters de diamètre progressivement croissant, coulissant sur un guide. Il effectuait donc une dilatation mécanique des sténoses. Dès 1971 Andreas Gruentzig commença à dilater avec plus ou moins de succès des sténoses d'artère des membres inférieurs. Il tenta d'imaginer une meilleure technique et fut intrigué par l'idée de Werner Porstsman (1921-1982)(7) (Figure 8) qui a Berlin-Est utilisait un ballon en latex enserré dans une cage métallique, dénommé 'Corset cathéter' : il s'agissait d'un ballon de Fogarty, utilisé pour retirer les thrombis d'une artère périphérique obstruée par un caillot d'embolisation. Avec un petit groupe, composé de son épouse, de Walter et Maria Schlumpf, ses assistants, il essaya différents autres matériels et bénéficia des conseils de Mr H. Hoff, Professeur de l'institut Polytechnique de Lausanne. (Figure 9). Celui-ci lui suggéra d'utiliser des ballons en chlorure de polyvinyle. L'introduction d'un tube de cette matière sur un cathéter percé latéralement de trous et l'insertion d'un cône distal permettait donc de gonfler ce tube en évitant qu'il prenne une forme sphérique. (Figure 10)

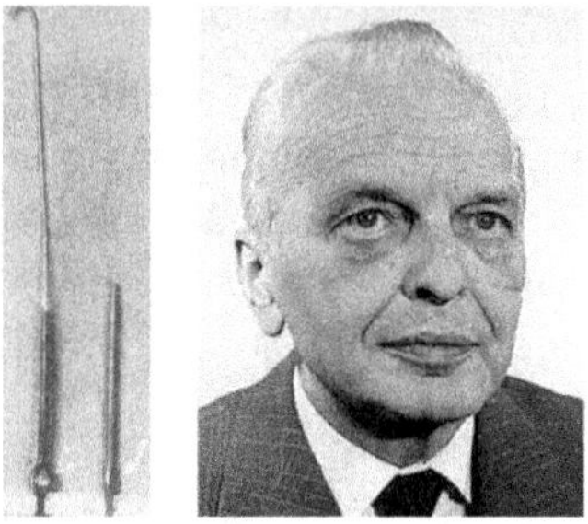

Figure 8 : Dr Werner Portsmann (1921-1982

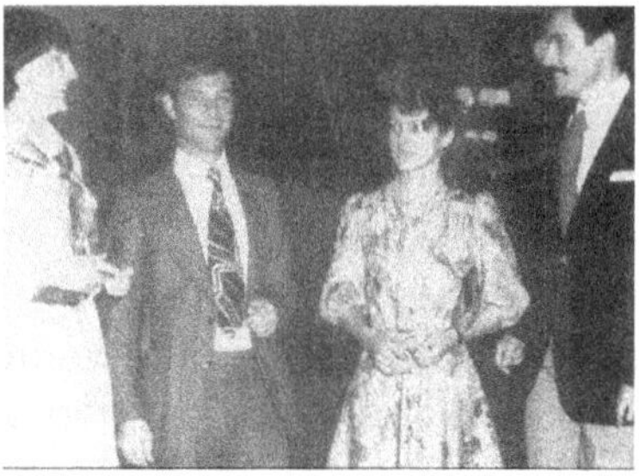

Figure 9 : Équipe d'Andreas Gruentzig,

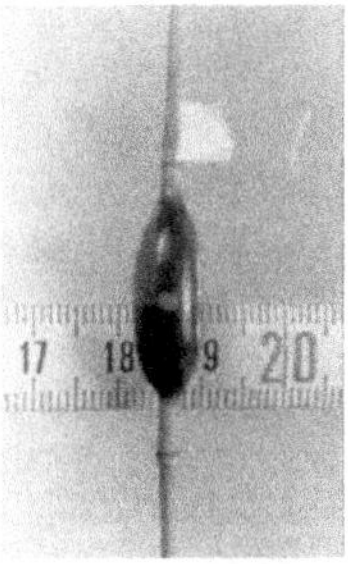

Figure 10 : Cathéter à ballonnet initial

Ce fut l'ancêtre du ballon d'angioplastie qui bénéficia de centaine d'expériences, la plupart effectuées sur la table de cuisine des Gruentzig… (Figure 11)

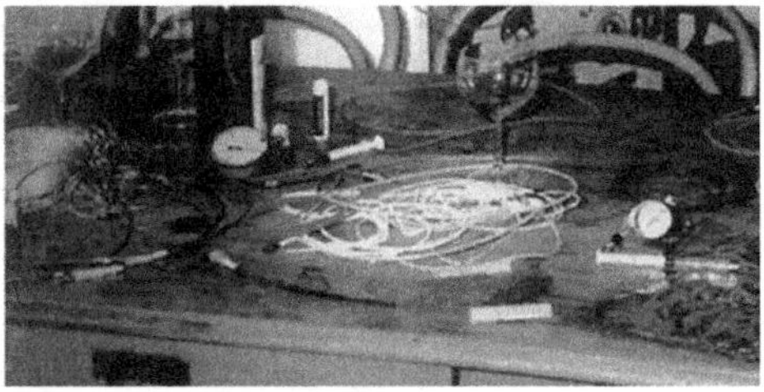

Figure 11 : Preparation des ballons sur la table de cuisine de Gruentzig

La première expérience clinique fut effectuée à la fin de 1973. Le chef du département de médecine interne (Dr Walter Siegenthaler) avait donné son accord mais en dépit d'un très bon résultat, le chef du département de chirurgie générale, exprima des doutes et des réticences quant à l'avenir de la technique. Fort heureusement, Andreas Gruentzig fut soutenu par le Professeur Ake Senning, chef du service de chirurgie thoracique qui lui recommanda de continuer. Devenu assistant en cardiologie, il travailla avec le Professeur Willy Rutishauser qui fut impressionné par le potentiel de ce jeune médecin. Toutefois, Rutishauser fut nommé à Genève et son successeur, le Professeur Hans Peter Krayenbuehl, plus intéressé par la pathologie valvulaire, était assez sceptique concernant cette nouvelle technique. Néanmoins, Andreas Gruentzig commença des expériences sur les coronaires de chien et la première dilatation coronaire chez l'animal fut pratiquée (8) le 22 octobre 1975 deux semaines après que le Docteur Marco Turina, chirurgien, eut réalisé une fausse sténose par ligatur du vaisseau de cet animal. Après le sacrifice de celui-ci, le segment dilaté fut adressé à deux anatomo-pathologistes qui observérent une dissection du segment arériel (Figure 12) et recommandérent d'arrêter cette expérience.

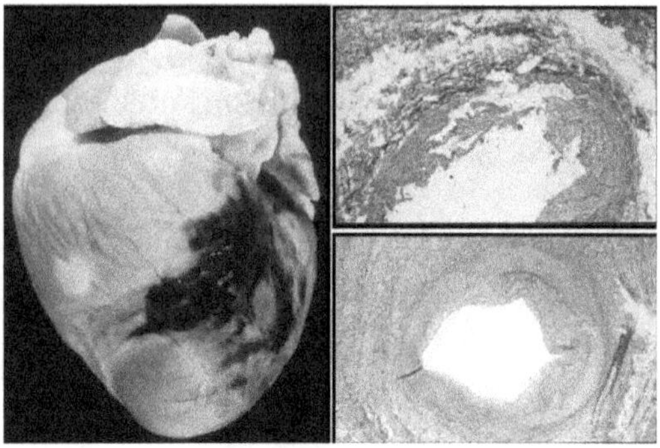

Figure 12 : Dissection de l'artère coronaire dilatée

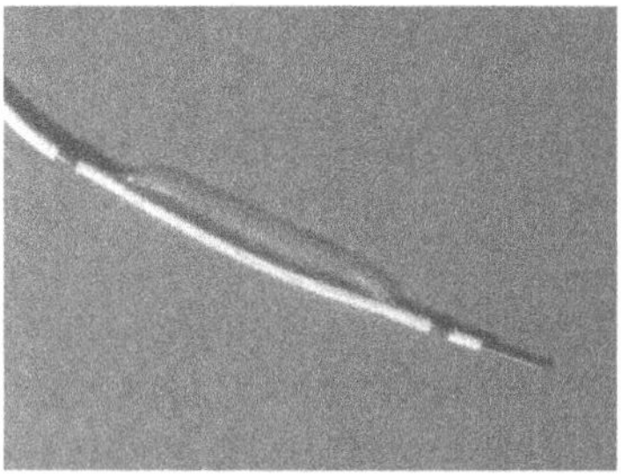

Figure 13 : Le cathéter initial de dilatation

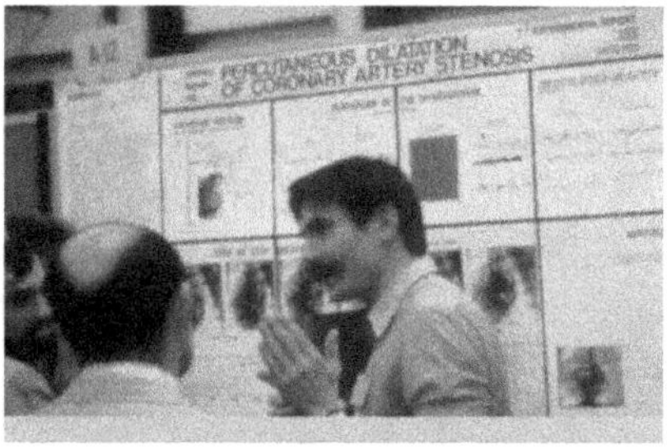

Figure 14 : Andreas Gruentzig présentant le poster à l'AHA à Miami

Néanmoins Andreas Gruentzig poursuivit ses expérimentations animales avec un cathéter à double lumière (Figure 13) produit par un laboratoire suisse, Schneider Medintag. Le résultat de ces expérimentations fut présenté sous forme d'une communication 'Poster' à l'une des sessions de l'American Heart Association à Miami en novembre 1976. (Figure 14) Cette présentation fut remarquée par Richard Myler, un cardiologue de San Francisco qui lui suggéra, pour commencer chez l'homme, d'appliquer, cette technique aux lésions pendant une intervention chirurgicale de pontage aorto-coronaire.

Après un premier essai le 9 mai 1977, quatre procédures de ce type furent effectuées avec Richard Myler, dans le service de chirurgie de Elias Hanna à San Francisco. Pendant les quatre mois suivants, Andreas Gruentzig, retourné en Suisse à Zurich, chercha le patient idéal pour le premier cas clinique : Le patient adéquat lui fut proposé par un jeune assistant, Bernhardt Meier (Figure 15) : ce patient avait été transféré d'un hôpital périphérique pour une angine de poitrine instable, sévère. La coronarographie effectuée le 14 septembre montrait une lésion unique, localisée à la partie proximale de l'artère interventriculaire antérieure. (Figure 16)

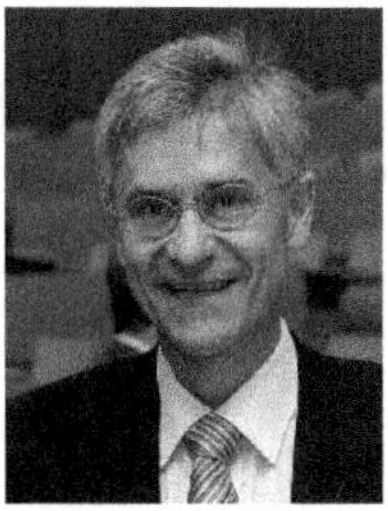

Figure 15 :
Dr Bernhard Meier

Le patient partageait la chambre d'un malade qui venait d'avoir un pontage coronaire et c'est donc en connaissance de cause qu'il refusa la chirurgie de pontage et accepta bien volontiers la technique de dilatation qui lui fut proposée. Celle-ci fut réalisée le 16 septembre 1977 : une seule dilatation de la sténose fut nécessaire et le gradient de pression trans-sténotique fut notablement réduit.

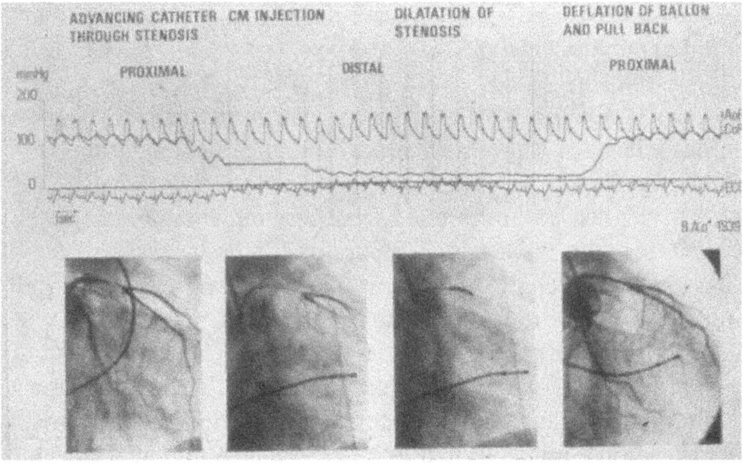

Figure 16 : Première dilatation coronaire

Dans les jours suivant la procédure, une épreuve d'effort fut effectuée sur bicyclette ergométrique et montra une amélioration de l'ischémie notée avant la dilatation. Une coronarographie de contrôle, effectuée un mois après la procédure montra un bon résultat. (Figure 17).

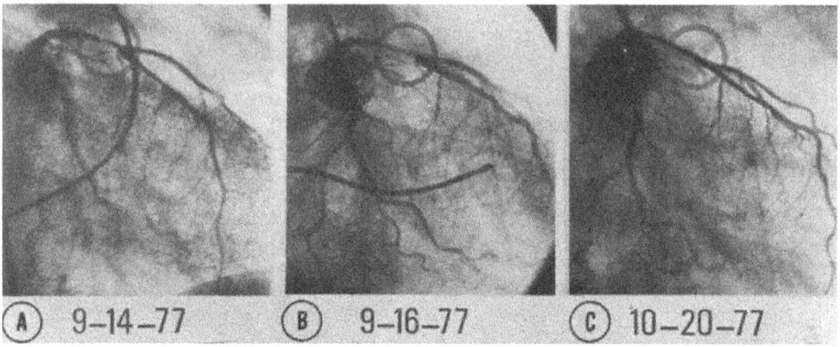

Figure 17 : Coronarographie AV, AP et 1 mois après la dilatation

À noter que le mardi 13 septembre 1977, Werner Porstmann et ses collègues à Berlin Est avaient programmé la dilatation avec le 'Corset cathéter' décrit précédemment, d'une sténose de l'interventriculaire antérieure identifiée quelques jours avant. Cette dilatation n'eut pas lieu car entre temps, le vaisseau s'était complètement occlus.

Andreas Gruentzig était très sportif et il effectuait de longues marches dans les Alpes avec un cardiologue allemand travaillant à Francfort, le Pr Martin Kaltenbach avec lequel il partageait ses confidences et ses espérances concernant l'angioplastie. Ils avaient décidé d'un commun accord que le premier cas se ferait à Zurich et le second à Francfort. Ce deuxième cas concernait une sténose du tronc commun gauche qui fut dilatée avec succès (Figure 18) : Ce qui est notable c'est la sélection de ce cas, car le tronc commun de la coronaire gauche est un segment coronaire très dangereux : l'occlusion brutale de ce segment supprime la vascularisation d'une très grande partie du ventricule gauche et cette occlusion est dans presque tous les cas immédiatement mortelle : pendant de très nombreuses années il fut recommandé de ne pas faire d'angioplastie de ce segment et de le considérer comme essentiellement chirurgical. On peut penser que le choix de ce deuxième cas était lié à la localisation très proximale de cette lésion, donc facilement accessible au ballon d'angioplastie ; le troisième cas concerna encore une sténose du tronc commun gauche et une sténose de l'artère coronaire droite toutes deux dilatées avec un succès immédiat. Les cinq premiers cas furent publiés dans le Lancet (5) et les 50 premiers dans le New England Journal of Medicine. (9)

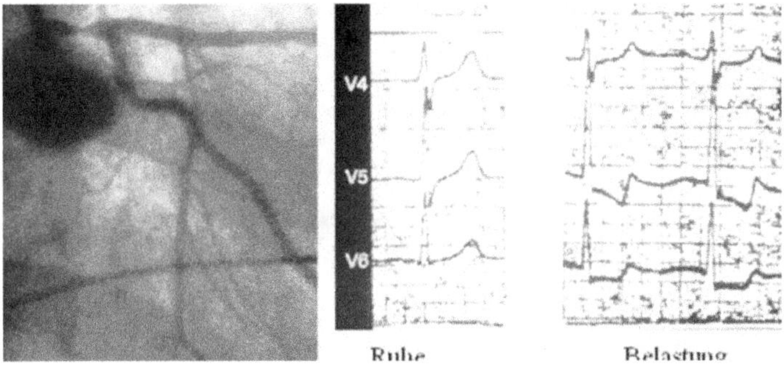

Figure 18 Deuxième dilatation coronaire

Le succès de ces divers cas amena beaucoup de cardiologues de Suisse et d'ailleurs, à vouloir pratiquer cette technique : toutefois Andreas Gruentzig décida que la technique ne serait diffusée et que les ballons de dilatation ne seraient vendus, qu'à des cardiologues ayant effectué une formation qu'il délivrait sous forme de démonstration télévisée et de cours à Zurich. C'est ainsi qu'il organisa une série de quatre cours avec démonstration en aout 1978 (28 participants), avril 1979, janvier et aout 1980 (104, 171et 212 participants respectivement). (Figure 19).

Au décours de ces cours de formation, les participants recevaient un certificat qui leur permettait d'obtenir de la compagnie Schneider Medintag le matériel d'angioplastie : les demandes devaient être adressées à une vieille maison de Zurich et introduites par le soupirail… (Figure 20)

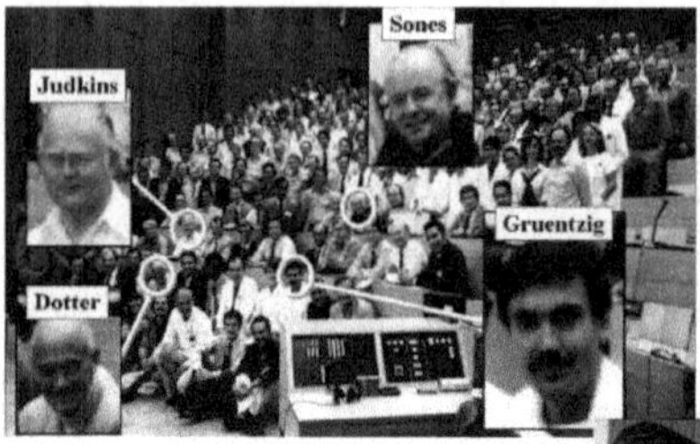

Figure 19 : Cours d'angioplastie à Zurich

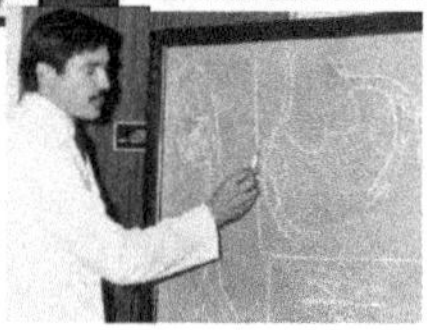

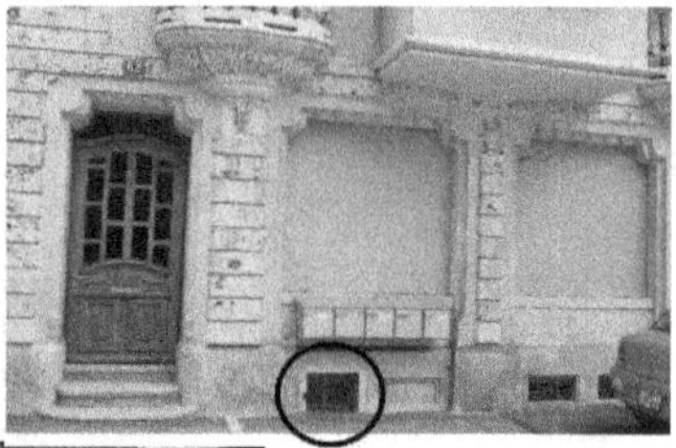

Figure 20 : Dépôt des commandes de cathéter

En France, Jean Léon Guermonprez, démarra l'angioplastie à l'Hôpital de Versailles le 7 janvier 1979 ; Jean Marco à Toulouse et Michel Bertrand à Lille firent aussi leur premier cas mais un peu plus tard en septembre 1979 car il était difficile d'obtenir les ballonnets de Schneider Medintag.

Andreas Gruentzig fut sollicité par de prestigieuses universités américaines, à Harvard, à Stanford, à la Cleveland Clinic (en particulier, en raison de la chirurgie de pontage née dans cet établissement) mais il refusa pendant un certain temps ces propositions intéressantes car il souhaitait revenir dans une université allemande et devenir Professeur des Universités. Quand il réalisa que ses souhaits n'étaient pas acceptés dans ces universités, il décida de partir pour les États-Unis à l'Emory University d'Atlanta.

C'est le Dr Spencer King (Figure 21) qui entreprit les démarches. En dépit d'une forte opposition d'un chirurgien, Francis Robiscsek, qui rejetait cette technique, Spencer King mit en relation Andreas Gruentzig avec le Dr J. Willis Hurst, chef du département de médecine. Le Dr Hurst fut immédiatement très enthousiaste mais il fallut surmonter un certain nombre de problèmes : Andreas Gruentzig n'avait pas le ECFMG, c'est à dire le diplôme obligatoire pour qu'un étranger puisse exercer la médecine aux États-Unis ; de plus il était qualifié en angiologie et non en cardiologie. En outre il fallait obtenir un permis de travail. Diverses relations de Willis Hurst et de Spencer King permirent de résoudre ces problèmes et il put travailler à partir d'octobre 1980 avec Spencer King et John Douglas. Ceux-ci avaient démarré l'angioplastie en juin 1980 et dans l'année suivante le trio effectua 500 nouvelles procédures. Ainsi l'université Emory devint rapidement la 'Mecque' de l'angioplastie. Ils organisèrent des cours-démonstrations suivis par de très nombreux cardiologues venus de diverses parties du monde.

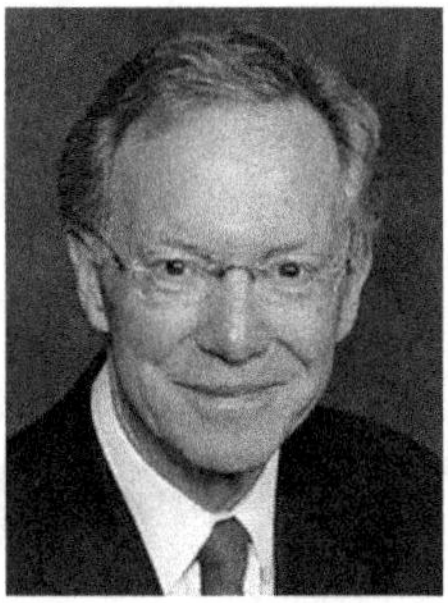

Figure 21 :
Dr Spencer King III

Toutefois, Andreas Gruentzig était très conservateur et voulait limiter la technique au traitement d'une, voire de deux lésions coronaires.

Cependant, dans d'autres centres, américains, divers investigateurs attaquèrent le problème des lésions multiples. Geoffrey Hartzler (10) (1946-2012) à Kansas City commença à partir de 1980 à dilater des patients porteurs de lésions multiples et à traiter toutes ces lésions dans la même séance. Il acquit rapidement la conviction à partir de 1982 que l'angioplastie attaquant les lésions multi tronculaires pouvait devenir compétitive avec la chirurgie de pontage. En outre, Hartzler fut le premier, comme on le verra dans un chapitre ultérieur, à utiliser l'angioplastie comme traitement de l'infarctus du myocarde.

Andreas Gruentzig avait un brevet de pilote d'avion et il échangea son Beechcraft Bonanza pour un Beechcraft Baron. C'est dans cet avion qu'il s'écrasa au sol en octobre 1985, interrompant ainsi prématurément une carrière exceptionnellement brillante. (Figure 22)

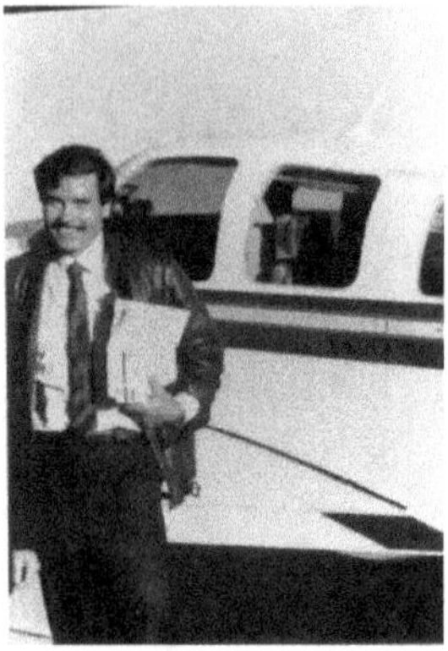

Figure 22 : Gruentzig et son avion

Il avait une fois déclaré : '*Quoiqu'il arrive à cette technique, j'ai laissé une marque en médecine, démontrant que l'on peut travailler sur les coronaires d'un patient alerte et conscient*'

Il fut donc à l'origine d'une nouvelle spécialité et d'une nouvelle révolution en médecine cardiovasculaire : la cardiologie interventionnelle.

2-Le développement de la technique d'angioplastie : Les cathéters orientables

Au cours des années suivant la première angioplastie, celle-ci était recommandée pour des cas très sélectionnés : les patients devaient être symptomatiques, atteints d'angor stable, avec une bonne fonction ventriculaire gauche et être candidats à un pontage aorto-coronaire.

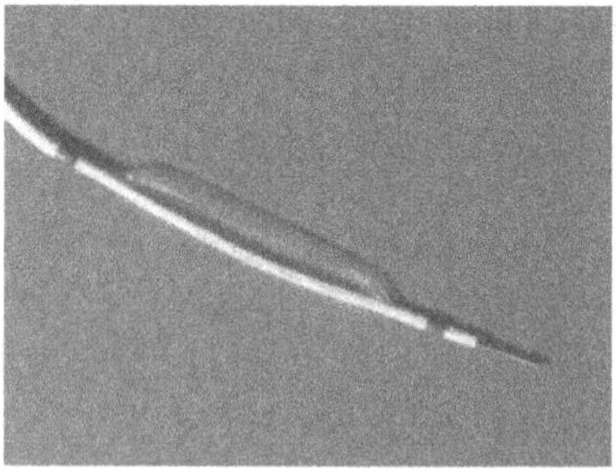

Figure 23 : Cathéter initial

L'angioplastie fut ainsi utilisée essentiellement chez des patients atteints d'une maladie coronaire avec une sténose significative, proximale, concentrique, non calcifiée, non localisée aux bifurcations ou dans un segment anguleux et ceci ne concernait qu'un seul vaisseau coronaire (lésion dite mono tronculaire). Andreas Gruentzig a lui-même déclaré, lors d'une réunion, que la technique devrait être limitée à un petit nombre de patients présentant les caractéristiques mentionnées ci-dessus. L'une des principales raisons de ces limitations était les caractéristiques limitées du cathéter à ballonnet.

Il y avait un très petit fil de guidage fixé à l'extrémité du ballon pour suivre les changements de courbure des vaisseaux. La taille (2 à 4,0 mm), la rectitude et la rigidité du ballonnet ne permettaient pas d'épouser certaines courbures et dans la plupart des cas il était seulement possible de le pousser dans la partie proximale de l'artère interventriculaire proximale ou le premier segment de l'artère coronaire droite. (Figure 23).

De plus, les cathéters de guidage (9F) avaient une lumière relativement petite : il était difficile avec ce ballon volumineux qui obstruait partiellement l'artère, d'injecter du produit de contraste pour guider le cathéter et de reconnaître la position du ballon à l'intérieur du vaisseau. La connexion à la jauge de contrainte permettant de mesurer la pression artérielle au réservoir de produit de contraste et au système de gonflement du ballon était un peu complexe (Figure 24)

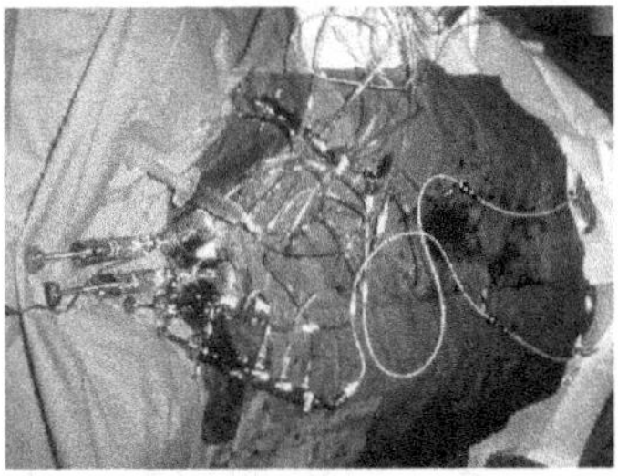

Figure 24 : le montage était très complexe

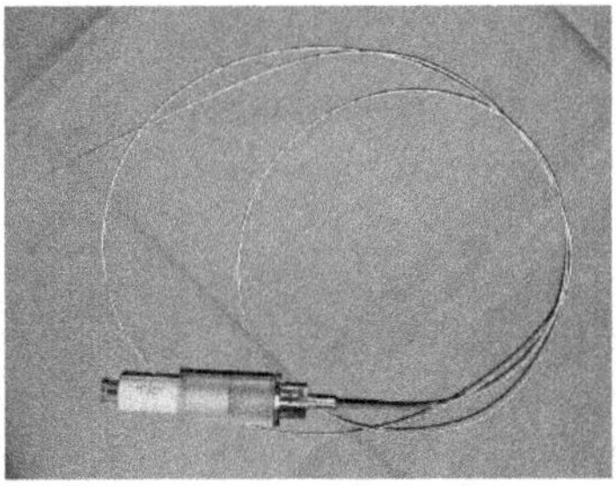

Figure 25 : Cathéter Omniflex

Plusieurs solutions à ces pro-blèmes furent proposées : Le système Omniflex de Medtronic fut proposé par Maurice Buchbinder pour l'introduction dans l'artère coronaire circonflexe. C'était un cathéter à ballonnet mais avec un système capable de fléchir et d'orienter l'extrémité distale (Figure 25). Ainsi, ce cathéter à ballonnet pouvait être orienté vers la lumière considérée. La rigidité du dispositif a également été utilisée plus tard pour franchir une occlusion totale chronique.

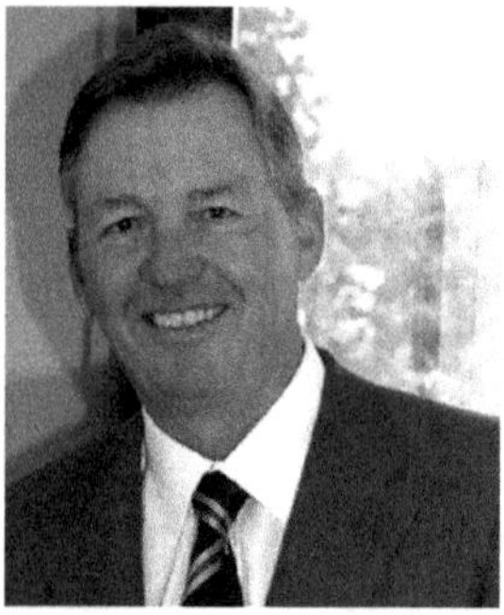

Figure 26 : Dr John Simpson

En fait, une étape majeure a été franchie lorsque John Simpson (Figure 26) a proposé le système dirigeable :

John Simpson (11) a appliqué à l'artère coronaire la technique de Seldinger utilisée depuis plusieurs années dans les vaisseaux périphériques : Sven-Ivar Seldinger (12) (1921-1999) (Figure 27) était un radiologue suédois qui avait décrit en 1953 une nouvelle technique pour cathétériser en toute sécurité les artères. Après la ponction artérielle avec une aiguille, un guide avec une extrémité très flexible (donc atraumatique) était avancé dans le vaisseau. L'aiguille était retirée sous compression manuelle et un cathéter d'angiographie était avancé sur le guide.

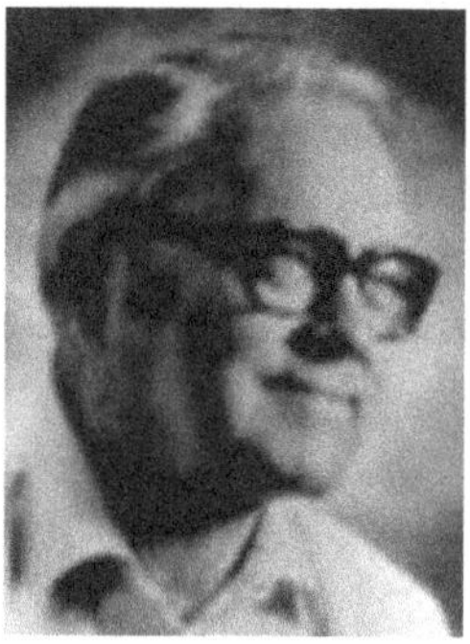

Figure 27 : Dr Sven-Ivar Seldinger

Partant de cette technique, John Simpson (11) a conçu un guide très fin à utiliser avec les cathéters de dilatation coronaire à ballonnet. Ce guide avait une âme solide dans sa partie proximale et il était effilé et très souple vers l'extrémité distale pour augmenter sa flexibilité. Un petit embout appelé torquer pouvait être fixé de manière amovible à la partie proximale du guide et sa rotation permettait de diriger ce fin guide métallique au niveau des bifurcations vasculaires. (Figure 28).

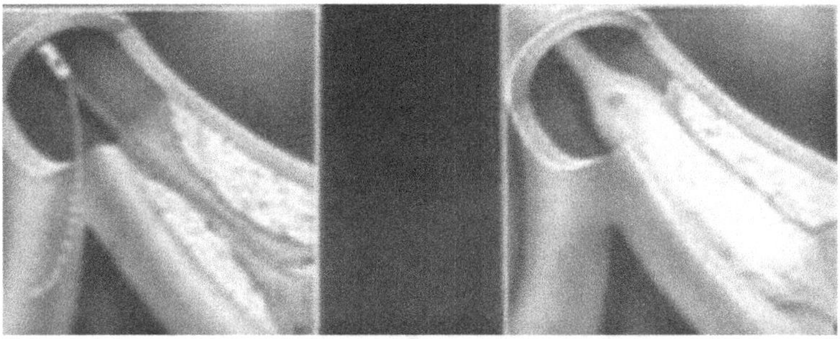

Figure 28 : Guidage du cathéter de dilatation

Le cathéter à ballonnet comprenait une lumière dans laquelle on introduisait ce fil-guide (0,014 inch) à embout souple revêtu de téflon. C'est la technique coaxiale.

Après des tests sur des cœurs d'animaux et de cadavres, Simpson a rapporté en 1982 les premières expériences humaines avec ce nouveau système. Il a réalisé une angioplastie chez 53 patients atteints d'une maladie mono tronculaire et le taux de réussite était de 64 %. En utilisant un ballon plus petit dans les 41 derniers cas, il a réussi à augmenter le taux de réussite à 73 %.

Les principaux avantages étaient le choix facile du vaisseau à traiter, puisqu'il était possible de retirer et de remodeler le guide en lui donnant des courbures et aussi d'éviter le risque de dissection en poussant le ballonnet sous la plaque athéroscléreuse (Figure 28).

L'invention du guide orientable et de la technique coaxiale a conduit à la création d'une compagnie appelée 'Advanced Cardiovasculaire System' (ACS).

Divers perfectionnements technologiques ont rapidement amélioré ces guides qui sont devenus disponibles dans différents diamètres (de 0,010 à 0,018''). La radio-opacité a été améliorée par l'inclusion de titane ou de platine. Le frottement a été réduit par un revêtement de téflon. Néanmoins, il y avait encore un problème : Le traitement d'une sténose très serrée impliquait un petit ballon (ballon de 2 mm) mais pour optimiser les résultats, il fallait un ballon plus gros (3 ou 3.5 mm). Dans les premiers temps, il était nécessaire d'enlever non seulement le cathéter à ballonnet mais aussi le cathéter porteur. L'étape suivante consistait à repasser la sténose modifiée par la première inflation. Dans certains cas, ce nouveau passage conduisait à une dissection parce que pendant la deuxième approche, le guide était passé sous la plaque fracturée. L'idéal était donc de garder le guide en place et d'échanger le cathéter à ballonnet.

Pour résoudre ce problème, la première solution consistait à créer une extension du guide : Initialement, la longueur de celui-ci était de 175 cm : pour utiliser un guide plus long (environ 300 cm) des extensions ont été créés et des dispositifs spéciaux pour connecter ce guide coronaire standard à une extension ont été proposés.

La connexion entre les deux parties du fil guide n'était pas toujours très solide et dans un certain nombre de cas, l'enlèvement du ballonnet initial était suivi du retrait de la partie distale du petit fil guide proximal à la lésion ou par la déconnexion entre les deux parties du petit fil. Dans ces cas, tout le bénéfice d'une procédure, initialement fastidieuse, était perdu avec, dans certains cas, une dissection occlusive du vaisseau demandant un pontage d'urgence.
Une alternative à l'extension était la technique du long guide décrite par M. Kaltenbach. (13, 14).

Celui-ci proposa de résoudre ces problèmes en utilisant un long guide seul, dont la partie à l'extérieur du corps était assez longue pour couvrir toute la longueur du cathéter à ballonnet.

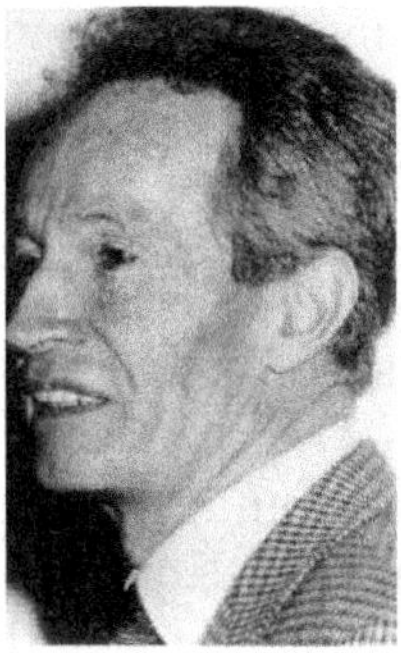

Figure 29 : Pr Martin

Les avantages étaient évidents : cela permettrait une manœuvre douce et sensible ainsi qu'une injection de contraste dans un cathéter de guidage libre de tout obstacle intérieur pour une visualisation optimale pendant l'intervention. Après le passage du fil guide à travers la lésion, le cathéter à ballonnet approprié pouvait être sélectionné et poussé sur le guide, mais aussi être échangé contre tout autre cathéter à ballon conventionnel de taille adéquate.

En coopération avec Schneider Medintag à Zürich, un guide long a été conçu, combinant une grande flexibilité et un bon contrôle du couple. Pour rendre le guide aussi atraumatique que possible, il était équipé d'une extrémité en forme de boule.

Afin de manipuler le fil dans la direction axiale ainsi que pour la rotation, on a utilisé un 'torquer' amovible qui avait été développé par M. Köhler dans le laboratoire de cathétérisme.

La méthode a été décrite comme suit : Après l'insertion d'un cathéter-guide dans l'ostium de l'artère coronaire à traiter, la sténose est franchie avec un fil guide spécial (Schneider Medintag, Zürich) de 3 m de long.

Il est introduit sans cathéter à ballonnet de sorte que pendant le processus de passage de la sténose, des injections de milieu de contraste sans entrave sont possibles. Ceci garantit l'affichage de la localisation exacte de la pointe du guide et des détails anatomiques dans l'artère coronaire.

Des mouvements longitudinaux et circulaires peuvent être transmis à l'extrémité distale sans frottement. Des rotations dans le sens horaire ou antihoraire peuvent être effectuées.

Après avoir traversé la zone sténosée, l'extrémité du guide étant dans l'artère coronaire distale, au-delà du rétrécissement, le torquer était enlevé et, sous surveillance continue de la pression, le cathéter à ballonnet était avancé à travers la sténose sur le guide. Si le passage de la sténose était impossible, le cathéter à ballonnet pouvait être retiré et un ballonnet plus profilé pouvait être avancé sur le guide correctement positionné. L'inflation du ballon était ensuite effectuée comme d'habitude.

Après dilatation, le succès a d'abord été évalué en mesurant la pression distale et ensuite par injection de produit de contraste. Le guide n'était retiré que si la dilatation était réussie. Si le résultat n'était pas satisfaisant, on pouvait répéter la dilatation ou utiliser un ballonnet de plus grand diamètre. Une dilatation répétée pouvait également être effectuée en cas d'occlusion du vaisseau après l'expansion du ballonnet.

Lorsqu'une occlusion persistante du vaisseau se produisait après la dilatation, un cathéter de perfusion à parois minces, dont l'extrémité distale présentait de multiples orifices, était avancé sur le guide. Après le retrait de ce guide, le cathéter de perfusion permettait une perfusion manuelle avec injection de 100 ml de sang/min sans qu'une pompe soit nécessaire. La perfusion pouvait être poursuivie jusqu'à la revascularisation chirurgicale.

Le système dirigeable de Simpson a montré très rapidement deux avantages par rapport à la technique conventionnelle : la direction du cathéter à ballonnet était plus aisée, facilitée par l'injection de contraste. De plus, si une occlusion soudaine se produisait après l'expansion du ballonnet, elle pouvait être traitée en repassant un nouveau ballon sur le guide resté en place.

Ainsi, une occlusion soudaine pendant l'exploration est devenue un événement rare. Cela a contribué à une chute spectaculaire des opérations d'urgence d'environ 5 % à 1 %.

Ultérieurement une approche similaire a été proposée par Tassilio Bonzel(15) (Figure 30) en 1983 avec le système Monorail.

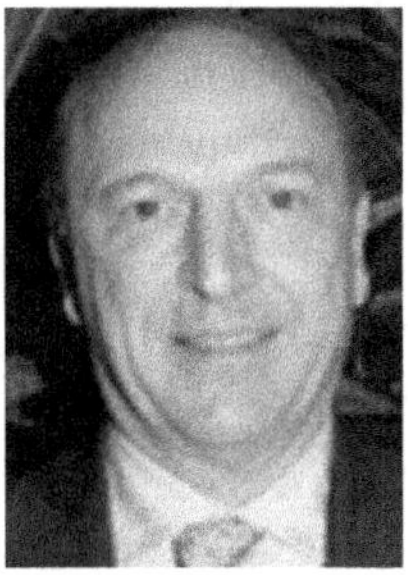

Figure 30 :
Dr Tassilio Bonzel

Bonzel imagina un cathéter ou le guide ne cheminait pas de façon coaxiale dans sa lumière mais parallèlement à celui-ci. : le cathéter à ballonnet ne comportait alors qu'un court segment coaxial distal qui court sur le fil guide.

Le principe est simple : l'extrémité distale du cathéter est introduite sur le guide : celui-ci chemine sur quelques centimètres dans la lumière coaxiale et ressort à l'arrière du ballonnet où il est récupéré par l'investigateur. L'ensemble est introduit dans le cathéter guide. La manipulation du guide dirige celui-ci dans la coronaire et franchit le rétrécissement considéré. En maintenant fixe le guide, l'opérateur peut pousser le ballon à travers la sténose. S'il faut une inflation avec un ballon de plus grande taille, il suffit de faire glisser le ballonnet vers l'arrière, le récupérer lorsqu'il est sorti du cathéter guide et l'échanger pour un plus gros cathéter à ballonnet sans que l'extrémité distale du guide ne quitte la partie distale de la coronaire au-delà de la sténose. Bonzel a appelé cet ensemble un système de rail coulissant (6, 7).

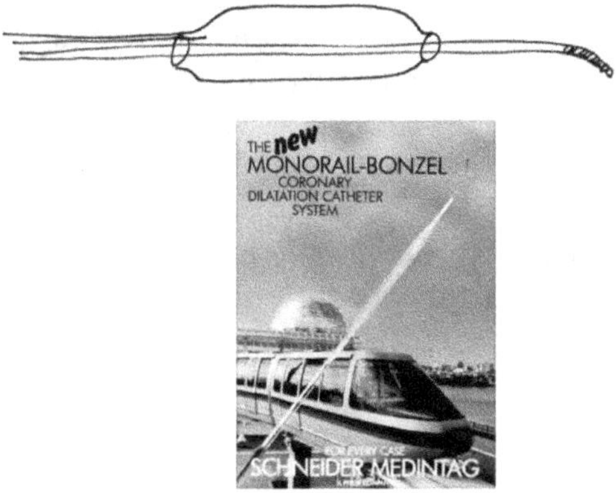

Figure 31 : Cathéter 'Monorail' de Bonzel

Plus tard, le terme « monorail » a été inventé par Bernhard Meier. (Figure 31)

La technique est devenue rapidement très populaire, le système coaxial et la technique du long guide furent vite abandonnés. Ces améliorations techniques ont été très déterminantes dans le succès et la sécurité de la technique d'angioplastie qui prit immédiatement un essor considérable.

3-Les nouveaux outils

Au milieu des années quatre-vingt, de nouvelles avancées technologiques comme le guide orientable,et les cathéters monorail ont rendu l'angioplastie plus facile. Le nombre de procédures a rapidement augmenté mais il est également apparu très vite que la resténose devenait un problème crucial.

En effet les cardiologues interventionnels contrôlaient systématiquement l'angioplastie coronaire à six mois après la procédure et observèrent que le taux de resténose pouvait atteindre 40 %. Il était bien sûr simple et efficace de répéter les procédures, mais ce taux élevé de resténose a stimulé un effort incroyable pour empêcher la prolifération néo-intimale qui était considérée à l'époque comme le principal mécanisme de la resténose. En effet, le retour d'un rétrécissement à l'endroit du segment dilaté n'est pas la réapparition d'une plaque d'athérosclérose mais d'une cicatrisation exubérante à cet endroit. En effet la dilatation de l'artère casse la plaque d'athérosclérose qui dans les jours et les semaines suivants va cicatriser. Dans 35-40 % des cas il se produit une cicatrice exubérante (Figure32) analogue à ce que l'on appelle chéloïde pour les cicatrices cutanées où l'on voit parfois et, heureusement peu souvent, un bourrelet saillant bleu, violacé très inesthétique.

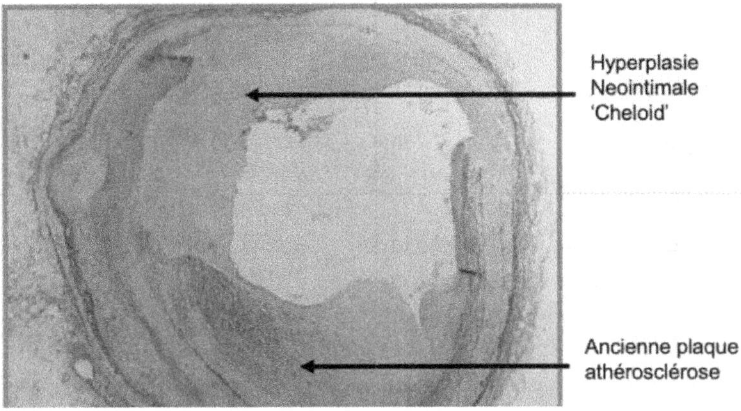

Figure 32 : Resténose coronaire

De nombreux essais cliniques ont été effectués pour identifier l'outil magique capable de prévenir la resténose : Plus de 70 essais cliniques utilisant différents médicaments (déjà connus ou nouveaux) chez plus de 50.000 patients ont été effectués. Pendant ce temps, plusieurs cardiologues interventionnels, des ingénieurs et divers laboratoires pensaient que la solution pouvait venir de nouveaux outils, différents du ballon.

Les ingénieurs et les cardiologues interventionnels avaient une imagination illimitée et une longue liste d'appareils ou de sources d'énergie différentes a été proposée pour traiter la plaque d'athérosclérose et diminuer significativement le risque de resténose. Ainsi a commencé l'ère des « nouveaux outils ».

Nous ne pouvons pas décrire en détail tous ces nouveaux outils, certains d'entre eux étant un peu « exotiques ». Nous décrirons brièvement ceux qui ont été largement utilisés avant d'être abandonnés complètement ou presque complètement. La plupart ont accompli le cours traditionnel d'une nouvelle technique : imagination, innovation, conception, et… confrontation avec la dure réalité.

3-1) L'athérectomie directionnelle (DCA) a été l'un des premiers « nouveaux dispositifs » à être proposé et le concept a été introduit par John Simpson en 1985(16).

L'intérêt de John Simpson pour le DCA découle d'une conviction inébranlable que le meilleur traitement pour l'athérosclérose coronaire était d'enlever la plaque obstructive.

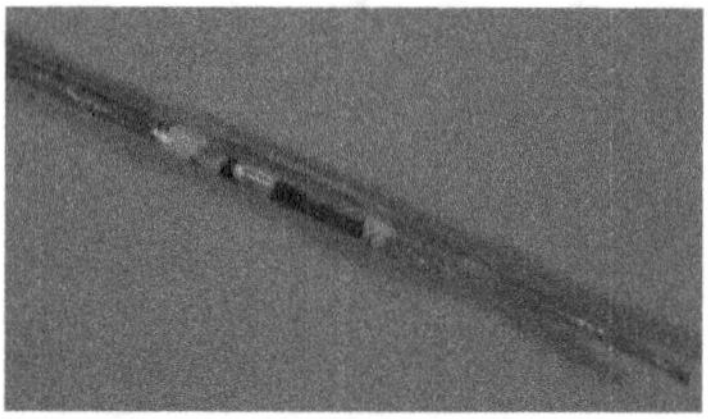

Figure 33 : Athérotome de Simpson

La première athérectomie a été réalisée en 1985 dans une artère fémorale superficielle. Cette première expérience a conduit l'agence de régulation américaine (Food and Drug Administration) (FDA) à approuver le dispositif pour les vaisseaux périphériques en 1987 puis en 1990 pour les vaisseaux coronaires. L'athérotome coronaire coupe et récupère le matériel athéroscléreux. (Figure 33)

Le dispositif Flexi-cut a été développé par la société DVI créée par J. Simpson. Avec son collaborateur Johnson (5,6), il a montré que le dispositif était capable d'enlever des morceaux importants de matériel athéroscléreux (Figure 34) résultant en un élargissement marqué de la lumière. Néanmoins, certains rapports suggéraient que l'effet principal était dû à un « effet Dotter », c'est-à-dire une dilatation mécanique du vaisseau.

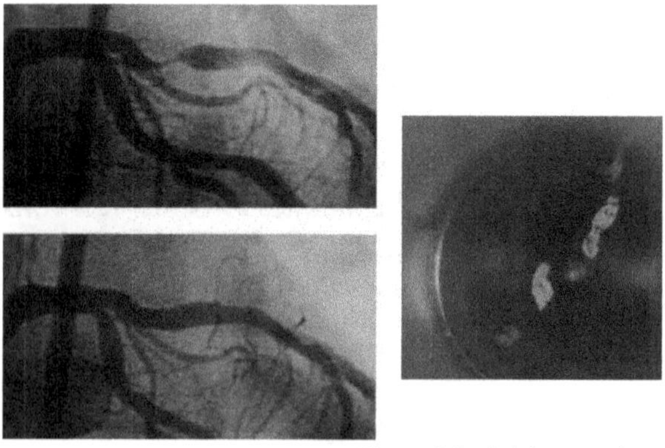

Figure 34 : Athérectomie coronaire

Initialement, l'athérotome de Simpson était un dispositif très encombrant nécessitant de très larges cathéters guides (11F). Plus tard, la miniaturisation du dispositif et des cathéters à paroi plus mince ont permis l'utilisation de cathéters guide de 9F et 10F.

Malgré un certain nombre de complications (occlusion aiguë (3-5%), embolisation distale, infarctus du myocarde (6-17%), perforations (~ 1 %), le dispositif devint très populaire notamment en Amérique du Nord. Toutefois de grandes études randomisées (CAVEAT-, CCAT CAVEAT-II) (17, 18) ; conduites par le Dr Topol (Figure 35) comparant des patients traités avec l'athérotome à d'autres patients traités par angioplastie au ballonnet n'ont pas montré de nette amélioration en termes de réduction du taux de resténose. Les essais d'athérectomie optimale (OARS (19), BOAT (20), START (21) (Dr Baim) (Figure 35) ont montré une légère amélioration, mais avec des résultats inférieurs à l'emploi du stent qui était apparu simultanément.

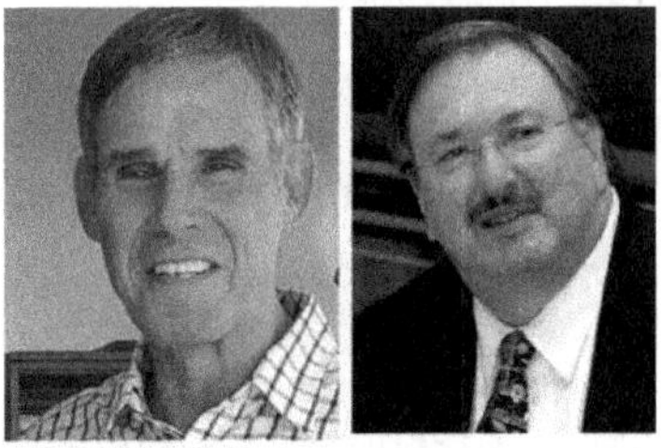

Figure 35 : Dr Eric Topol (à gauche) et Dr Donald Baim (à droite)

L'enthousiasme initial a nettement diminué : l'athérectomie a été utilisée pour certaines indications : les lésions proximales de l'interventriculaire antérieure et les bifurcations complexes, et finalement le dispositif a été abandonné plus ou moins complètement. Certaines tentatives pour 'réanimer' l'athérectomie avec le système Silver Hawk ont donné des résultats encourageants qui n'ont pas été confirmés.

3-2) Athérectomie par extraction transluminale

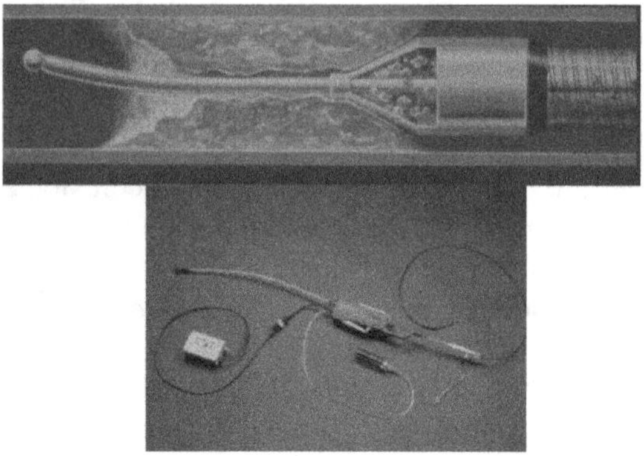

Figure 36 : Transluminal Extracting Cathéter

Le cathéter d'athérectomie par extraction transluminale (TEC) a été conçu par Richard Stark(22). (Figure 36)

Le concept de ce dispositif était basé sur la coupe et l'aspiration de l'athérome et des débris. Le cathéter d'extraction transluminale (TEC) est un cathéter qui incorpore un dispositif d'aspiration dans un cutter rotatif distal.

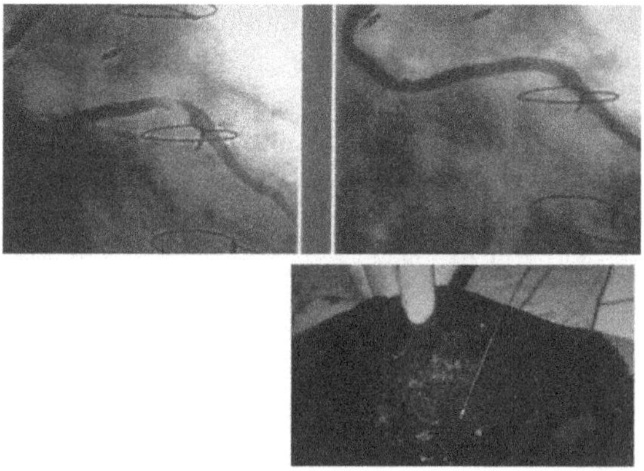

Figure 37 : Traitement d'une lésion de pontage saphène interne avec le TEC

Le dispositif est un système se mobilisant sur guide compre-nant une extré-mité conique avec deux lames en acier inoxydable fixées à l'extrémité d'un tube. À l'extrémité proximale du cathéter, il y avait une unité entraînée par un moteur relié à un réservoir accueillant l'athérome et les débris excisés. (Figure 37)

Après des études expérimentales dans des segments animaux normaux et dans des artères athéroscléreuses de cadavre, le TEC a été utilisé dans des vaisseaux périphériques et plus tard dans des artères coronaires natives et des resténoses de greffons de veine saphène interne utilisé dans les pontages coronaires. Le dispositif a été approuvé par la FDA en 1989 pour la maladie vasculaire périphérique et pour la revascularisation des greffons saphène en 1992. Le dispositif a également été utilisé dans l'infarctus aigu du myocarde en raison de sa capacité d'élimination du thrombus frais.

Néanmoins, le dispositif était dans la plupart des cas réservé au traitement des lésions complexes, fragiles, friables des conduits veineux (figure 37). Plusieurs articles ont rapporté les résultats obtenus avec le TEC (14, 15). Avec le nombre croissant d'implantations de stent, le TEC a été complètement abandonné.

3-3 Le cathéter de Kensey

Le cathéter de Kensey était un dispositif de recanalisation rotationnelle à grande vitesse. Il a été utilisé chez 110 patients dans un essai multicentrique. Le succès technique a été rapporté chez 77 % des patients et le succès clinique chez 55 % des patients, avec des périodes de suivi de 3 mois à 1 an.

3-4) Athérectomie rotationnelle

L'athérectomie coronaire directionnelle et l'athérectomie coronaire par extraction transluminale avaient été développées pour produire une amélioration du diamètre de la lumière par l'enlèvement mécanique direct du matériel athéroscléreux de la paroi du vaisseau. L'athérectomie coronaire rotative à grande vitesse a un mécanisme d'action différent et unique ; cette technique élimine la plaque en abrasant le matériel athéroscléreux et en produisant des millions de minuscules particules qui sont dispersées dans la circulation coronaire distale. Le concept a été développé par David Auth, un ingénieur biomédical. Au début des années 1980, David Auth, qui travaillait à l'époque dans le domaine du laser, a commencé à étudier un dispositif rotatif comme alternative mécanique à la réduction de la plaque athéroscléreuse.

David Auth a mentionné que le Rotablator avait de préférence éliminé la plaque d'athérosclérose selon la théorie de la coupe différentielle. C'est la capacité d'un dispositif à couper sélectivement un matériel dur tout en maintenant l'intégrité des tissus mous adjacents. L'ablation rotative attaquait préférentiellement la plaque athéroscléreuse dure et même calcifiée, en raison de son effet sélectif de coupe différentielle. Le tissu élastique était plus difficile à couper car il se déforme sous le couteau sans être coupé. À l'opposé, des tissus calcifiés durs, incapables de dévier, sont coupés et des microfissures ont été générées au niveau de la zone de contact de la fraise avec le tissu dur. Il est évident que dans les segments immédiatement adjacents à la sténose traitée, l'endothélium a été retiré et ceci pourrait expliquer le vasospasme observé après abrasion rotationnelle. Les premières études expérimentales, réalisées in vitro et chez l'animal par Hansen et al (23, 24) ont démontré chez des cadavres humains la capacité du dispositif à transformer des plaques calcifiées ou fibreuses en une suspension colloïdale faite de microparticules, généralement inférieures à 5µ. Des études expérimentales ont montré que la surface abrasée était lisse et polie. Il n'y avait aucune altération de la média artérielle. Si une rotation à basse vitesse était appliquée, des débris plus gros pouvaient être générés. Pour les artères coronaires, Hansen(23), Auth et al. (24) ont montré dans 11 artères coronaires canines normales que cette l'athérectomie rotative pouvait être appliquée en toute sécurité, sans dommage important des vaisseaux.

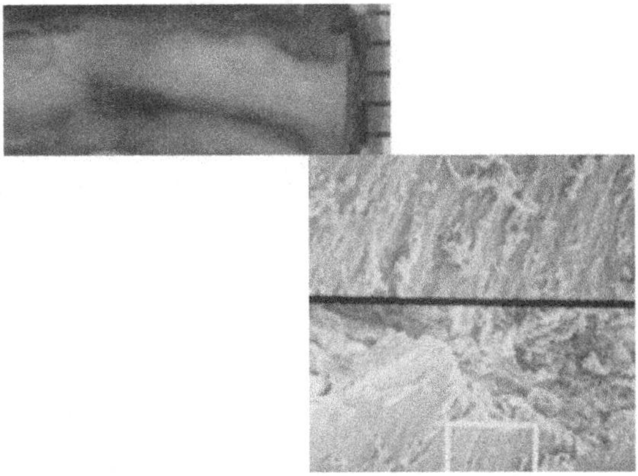

Figure 38 : Surface artérielle après Rotablator

La fraise (figure 39) qui tourne à 160 000 à 200 000 tr/min générés par une turbine (figure 40) pulvérise la plaque athéroscléreuse en minuscules particules passant à travers les capillaires et se logeant finalement dans la rate.

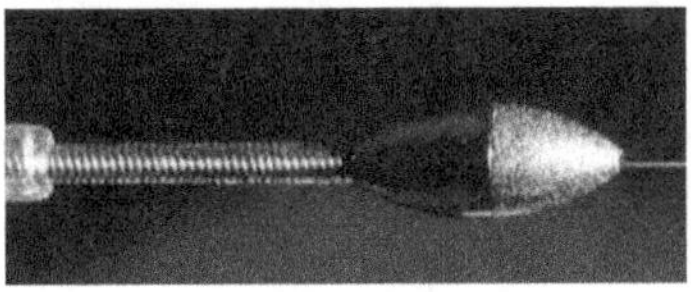

Figure 39 : Fraise du Rotablator

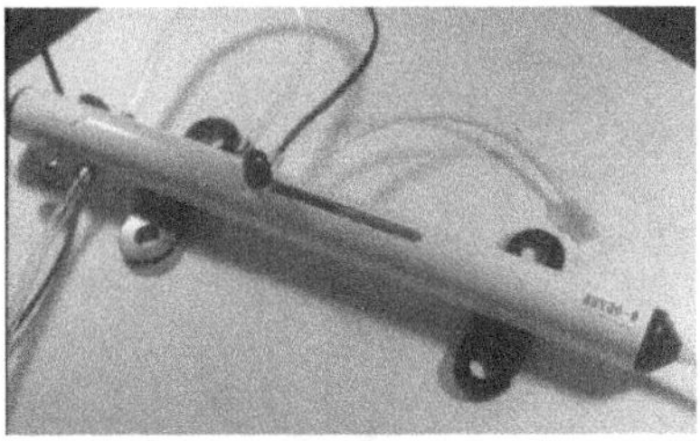

Figure 40 : Turbine du Rotablator

La première athérectomie rotative *fémorale* chez l'homme fut réalisée par Zacca (25) à Houston et le premier cas *coronaire* fut faite par Fourrier et Bertrand (26) le 6 janvier 1986 sur une sténose, proximale serrée de l'interventriculaire antérieure. (Figure 41) Une fraise de 1.5 mm fut employée mais l'élargissement insuffisant de la lumière artérielle nécessita de compléter l'intervention par une dilatation au ballonnet. Une série de plusieurs cas fut publiée ultérieurement

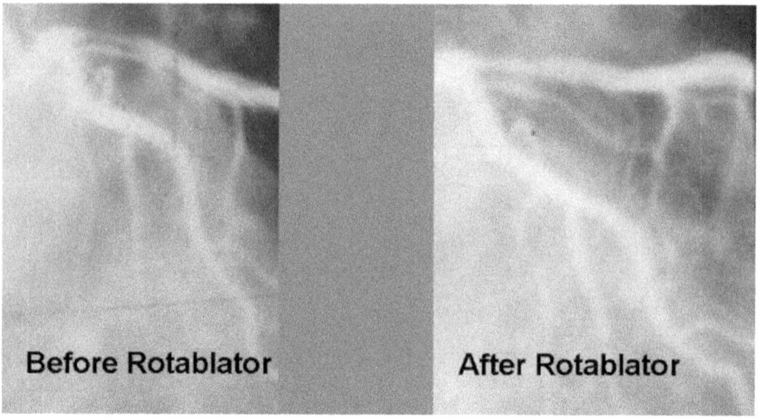

Figure 41 : Premier cas d'abrasion coronaire Lille 6 janvier 1988

La technique devint très vite populaire et fut l'objet de nombreuses études cliniques comparatives (ERBAC, DART, COBRA, ARTIST, ROSTER). (27). Cependant la compétition avec d'autres techniques amena les investigateurs à réserver cette technique aux lésions coronaires très calcifiées mais elle est encore effectuée dans 1 à 2 % des casd'angioplastie.

3-5 Le Système ROTACS Au début de la cardiologie interventionnelle, l'occlusion chronique apparut comme un facteur limitant l'extension de cette technique.

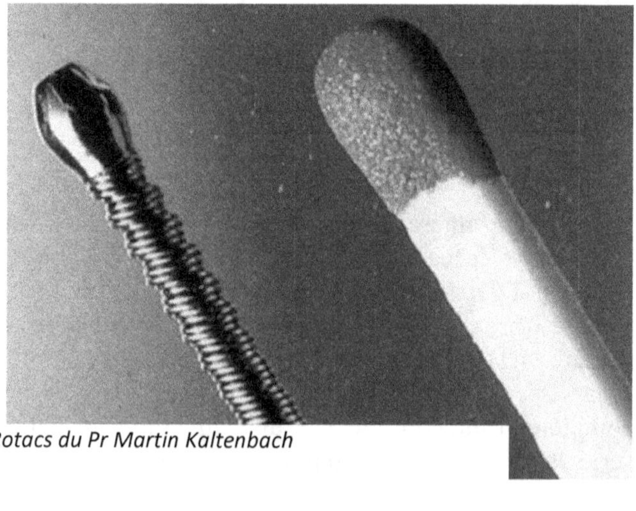

Figure 42 : Rotacs du Pr Martin Kaltenbach

C.Vallbracht (28) et M. Kaltenbach inventèrent un nouveau système dédié à l'occlusion totale chronique. Il s'agissait de cathéters rotatifs constitués de quatre fils d'acier (0, 2 mm) enroulés autour une lumière interne permettant des guides d'échange et l'injection du produit de contraste.

Couvert par un tube en Téflon très flexible, le cathéter avait une extrémité en forme d'olive (Figure 42) et tournait à très basse vitesse, habituellement 200-500 tr/min, entraîné par une petite unité de moteur portatif. (Figure 43).

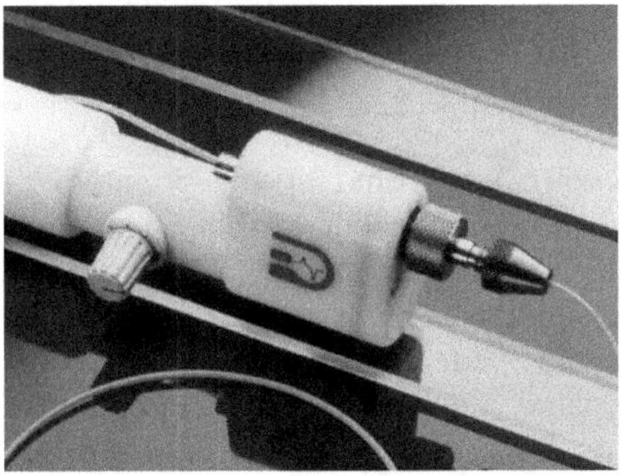

Figure 43 : Unité motrice du Rotacs

Les premiers essais avec cet appareil furent accomplis à Francfort en 1984 et dans 16 artères fémorales et poplitées humaines post-mortem dont 8 étaient complètement occluses (depuis 1 ou 2 ans). Sept des huit occlusions ont été rouvertes avec succès (30.) Entre décembre 1986 et octobre 1988, Vallbracht et Kaltenbach (29) ont traité avec le Rotacs, 83 patients présentant des occlusions artérielles périphériques chroniques : l'occlusion variait de 5 à 35 mm et dans 82 % des cas, les occlusions ont été ré-ouvertes sans perforation. En 1991, Kaltenbach & Vallbracht (29) ont publié leur expérience chez 152 patients et le pourcentage moyen de succès était de 55 %. Le succès angiographique à long terme était de 72 %. Cependant, de nouvelles techniques ont conduit à l'abandon du Rotacs en 1990.

3-6 Lasers

Les systèmes laser (Light Amplification by Simulated Emission of Radiation) produisent de l'énergie qui a été utilisée dans plusieurs domaines médicaux. Ils ont été introduits en cardiologie interventionnelle au début des années 80. Macruz (30) Lee et coll. (31)ont rapporté une « dissolution au laser » de l'obstruction athéroscléreuse coronarienne en 1981. George Abela et Richard Conti (32) ont fait des expériences similaires avec 3 sources laser différentes : dioxyde de carbone, Nd-YAG et laser à argon. Ils ont conclu que les 3 sources laser étaient capables de créer une lésion contrôlée, étroitement liée à l'énergie totale délivrée. Choy & coll. ont fait les mêmes observations sur des cœurs de cadavres.

Dan Choy et Simon Stertzer ont réalisé la première angioplastie laser chez l'animal (33) : ils ont appliqué l'angioplastie laser (laser argon) sur l'aorte abdominale d'un lapin et 2 artères fémorales d'un chien. Ils ont observé un degré modéré de nécrose intimale, une certaine perte de tissu élastique et 5 jours plus tard l'intima était réparée, mais les lésions tissulaires focales ont persisté. En mars 1983, Jean Marco a rencontré Dan Choy et Simon Stertzer et ils ont écrit un protocole de traitement des lésions de l'artère fémorale chez les animaux.

La première recanalisation d'une occlusion fémorale totale chronique a été réalisée par Dan Choy au Lenox Hill Hospital en mai 1983. Quatre mois plus tard, les premières expérimentations animales ont débuté à Toulouse (Hôpital Purpan). En 1983, Jean Marco, DanyChoy, Simon Stertzer (Figure 44 et 45) ont réalisé, chez 5 patients, une recanalisation laser des artères coronaires occluses lors d'interventions chirurgicales réalisées par Gérard Fournial.

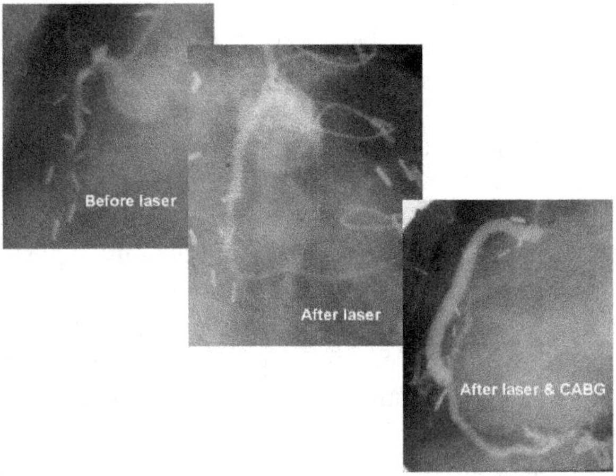

Figure 44

Le premier patient avait une obstruction chronique complète de l'artère coronaire droite. Une tentative de recanalisation laser a été réalisée et pour des raisons de sécurité, une greffe veineuse a été implantée sur ce vaisseau.

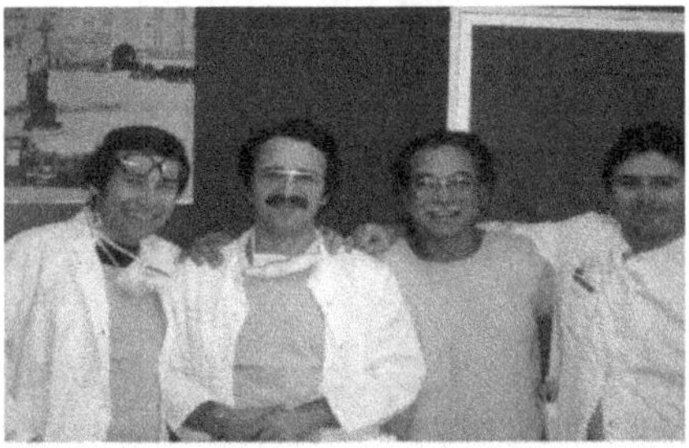

Figure 45

Après ces expériences préliminaires, le rayonnement laser a été largement appliqué en cardiologie interventionnelle. La première génération a utilisé des lasers à ondes continues avec laser Nd-YAG en Europe et argon aux États-Unis. Il est apparu que l'excès thermique entraînait d'importants dommages artériels responsables d'un taux élevé de resténose conduisant à l'arrêt du dispositif.

La technique a redémarré lorsque Grundfest (34) a proposé la fourniture d'énergie laser excimer à travers des fibres optiques. Plus tard, une deuxième génération de laser à ondes pulsées laser a commencé à induire une blessure thermique limitée au tissu environnant. Ensuite, des dispositifs excimères, holmium ou CO2 ont été utilisés.

Un certain nombre de registres ont été ouverts : le registre laser de l'excimère Spectranetics (35) comprenait 2432 patients. Un autre registre conduit par F. Litvack (36) a inclus 3000 patients avec 84 % de réussite opératoire : Cependant, plusieurs complications opératoires ont été notées avec décès, infarctus du myocarde et nécessité d'une chirurgie d'urgence dans 3,8 % des cas. Le taux de resténose était de 58 % donc plus élevé qu'après angioplastie au ballonnet seule. Plusieurs essais randomisés ont comparé l'angioplastie par laser avec d'autres techniques de cardiologie interventionnelle (essai ERBAC(27), étude AMRO (37), étude LAVA : Des techniques au laser ont été appliquées pour des niches spécifiques : greffes de veine saphène, lésions non dilatables ou non franchissables, bifurcations, occlusions totales, lésions aorto-ostiales. Plusieurs modalités techniques alternatives ont été proposées : laser intelligent, guide laser, etc. De manière générale, les résultats globaux n'ont pas été pas convaincants et l'angioplastie au laser a été presque complètement abandonnée depuis l'utilisation intensive du stent coronaire.

3-7 <u>Angioplastie par ballonnet laser</u>

Le but de cet appareil inventé par Richard Spears(38) était de combiner la chaleur et la pression pour sceller les fragments artériels détachés pour remodeler la surface luminale, et bloquer la constriction artérielle post intervention.

Ils ont utilisé un ballon USCI Simplus qui a été modifié et dans une troisième lumière, une fibre optique de silice de 100 µm était introduite. La fibre optique possède une pointe de diffusion hélicoïdale permettant une émission à peu près cylindrique d'une onde continue (1 060 Nd : Yag) sur la partie médiane de 1 cm du ballonnet (Figure 46). On commençait avec une dose décrémentielle par paliers de 20 s programmée par ordinateur. Une expérience multicentrique a été menée chez 55 patients. Il est apparu que la procédure était relativement sûre mais le taux de resténose était très élevé (67 %) (38) et après plusieurs nouvelles expériences (resténose 60 %) cette technique a été complètement abandonnée.

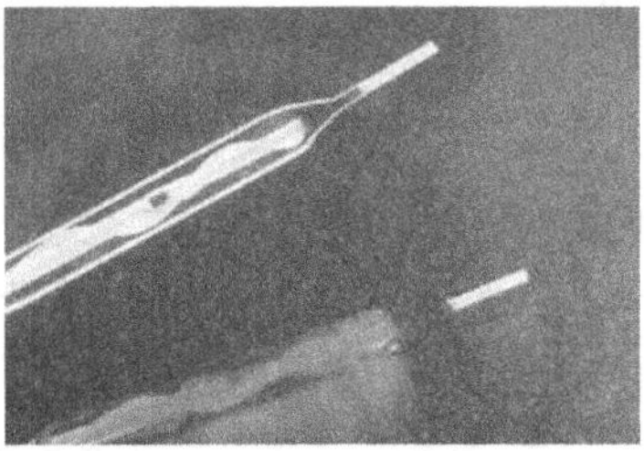

Figure 46 : Ballon chauffant de R. Spears

3-8 <u>L'érosion électrique</u>

Une alternative à l'irradiation laser de la plaque d'athérosclérose était l'érosion électrique : cette technique était utilisée pour la fabrication de petites pièces métalliques. L'élimination du matériel athéroscléreux était obtenue par vaporisation et fusion locale provoquées par des étincelles électriques. Cette technique est partiellement utilisée en coupe électro chirurgicale. Cornelius Slager et Patrick Serruys (39) ont appliqué cette technique à la vaporisation de plaques athéroscléreuses. Ils ont utilisé un générateur d'étincelles électrique fabriqué dans leur laboratoire. L'impédance de sortie était de 180 ohms avec un voltage de crête à crête de 1200 V à une fréquence de 250 KHz. L'électrode à étincelles avait un diamètre de 1,5 mm et était placée sur un guide flexible avec des gouttelettes de résine époxy pour centrer le cathéter dans la lumière et pour éviter la perforation. Des études expérimentales(40) sur des segments humains athéroscléreux ont été complétées par des études expérimentales chez des porcs : elles ont montré que des étincelles se produisant entre l'électrode et le tissu produisaient des densités d'énergie locales très élevées conduisant à une vaporisation tissulaire. Ce matériel a été ensuite abandonné

3-9 Le ballon à éversion linéaire

Thomas Fogarty a introduit en 1981 le concept de cathéter d'extrusion linéaire. Ce dispositif comprenait un ballonnet non-élastomère pliable qui était inversé dans la lumière du cathéter.

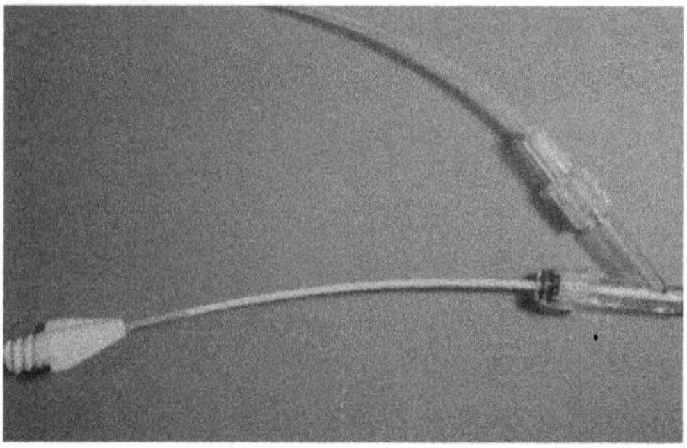

Figure 47 : Partie proximale du linear everting balloon

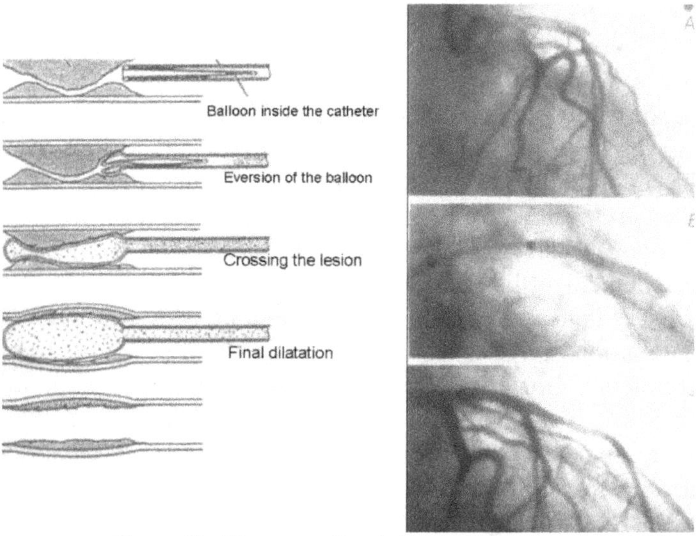

Figure 48 : 'Linear everting balloon' de Fogarty

Le cathéter était avancé devant la sténose. Une injection de fluide (pression 4-6 atm.) dans l'extrusion induite par le cathéter du ballonnet qui était ancré dans l'artère et une extrusion complète était obtenue en poussant un système proximal (figures 47, 48)

La combinaison avec des forces de dilatation de l'application réduisait la contrainte de cisaillement. Fogarty (41, 42) et Kinney ont rapporté en 1984 les résultats de l'étude multicentrique des dilatations peropératoires périphériques avec le cathéter d'extrusion linéaire. Ils ont obtenu 81 % de succès primaire. En 1992, Abu Rahma et coll. ont présenté les résultats obtenus dans les vaisseaux périphériques comme un mode d'adjonction de l'angioplastie par ballonnet traditionnel. Ils ont obtenu de bons taux de succès primaires et tardifs. Plus tard, cette technique a été appliquée dans les artères coronaires mais il est apparu très tôt que l'éversion du ballon) repoussait le matériel athéroscléreux dans la partie distale de l'artère : le succès procédural était très faible. Les complications (dissection occlusive) étaient fréquentes et il fut décidé d'arrêter cette technique. Le matériel a été essayé ultérieurement pour faire sauter les ligatures de trompe de Fallope...

3-10. L'ultrason thérapeutique

Robert J Siegel (43) fut le premier à. considérer l'utilisation de l'énergie ultrasonore pour déboucher les coronaires bloquées par du matériel athéroscléreux. La puissance développée était élevée et permettait de percer un carreau de céramique. (Figure 49)

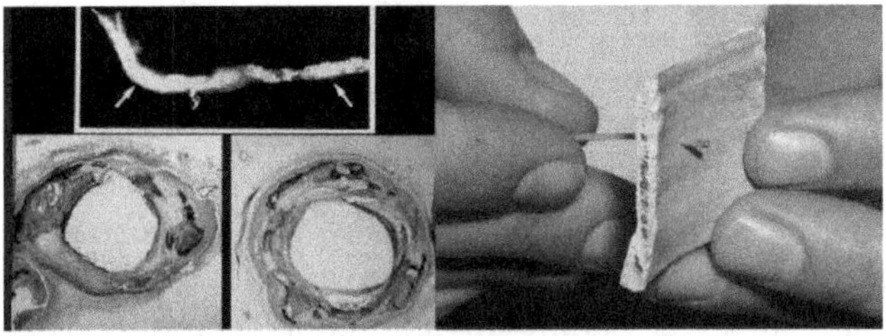

Figure 49 : Énergie ultrasonore

Les laboratoires Baxter lui fournirent des sondes prévues initialement pour fragmenter les calculs urinaires. Au cours de ses premières expériences, il observa que le cathéter générait beaucoup de chaleur mais il transformait aussi une paroi artérielle rigidifiée en un tissu souple et compliant.

Les premières expériences humaines, conduites à Sheffield avec David Cumberland (1989), furent concluantes.

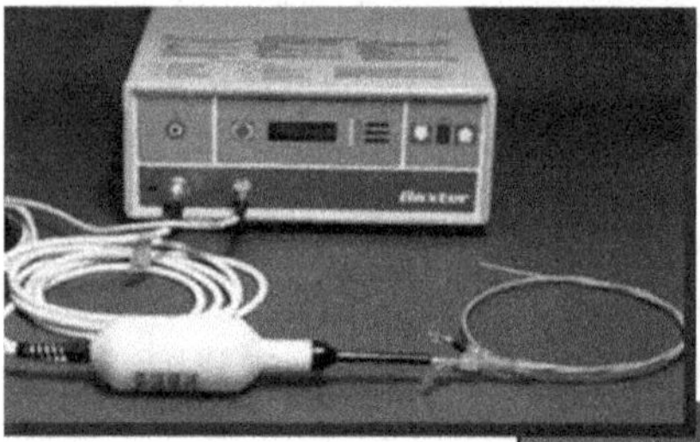

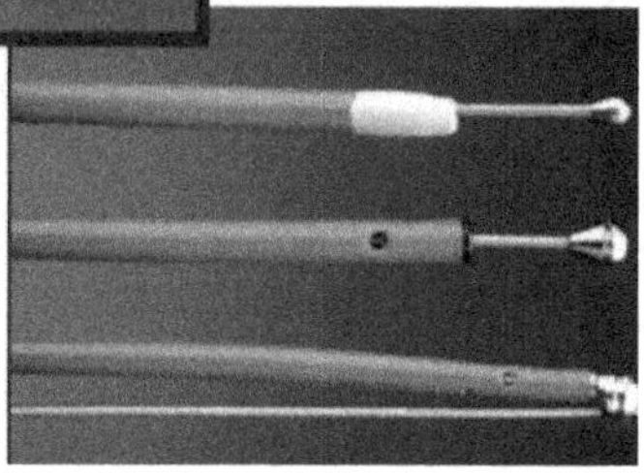

Figure 50 : Console et cathéter ultrason thérapeutique

Christian Hamm (44) employa les ultrasons thérapeutiques pour recanaliser des occlusions thrombotiques. Un registre nommé CRUSADE fut ouvert pour colliger les cas de France (Lille), d'Allemagne (Hambourg), Angleterre (Sheffield) pour la recanalisation des occlusions chroniques totales. Ultérieurement, cette technique fut abandonnée.

<u>3-11 Le ballon coupant</u>

Au cours de la lutte contre la resténose, de nombreux essais menés pour prévenir la prolifération néointimale ont échoué. Le problème du remodelage a été étudié de nouveau plus attentivement. Dans ce contexte, Peter Barath (45) a introduit le concept d'une dilatation par ballonnet avec des lames microchirurgicales (Figure 51) créant une encoche à travers la zone de tension du cercle de la plaque.

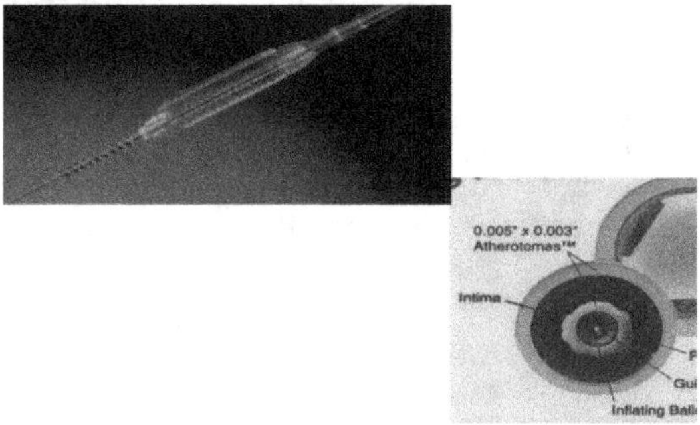

Figure 51 : Ballon coupant de Peter Barath

Cet appareil devait faire face à un certain nombre de problèmes tels que la taille des micro-lames et la flexibilité du système. Cela a nécessité un certain nombre d'innovations techniques. Enfin, le premier cas a été réalisé chez l'homme par Hosakawa. Un essai comparatif a été lancé par Raoul Bonan (Figure 52) et coll. (46) et n'a pas démontré un taux significativement plus bas de resténose. Plus tard, un certain nombre de tests ont été lancés et, dans l'ensemble, il est apparu que le bénéfice en termes de prévention de la resténose était minime et seulement observé chez des patients particuliers. Ultérieurement il a été suggéré que le ballon coupant pourrait être utile comme traitement préliminaire des lésions très fibreuses ou dans les lésions où les ballons conventionnels ont tendance à glisser sur la lésion.

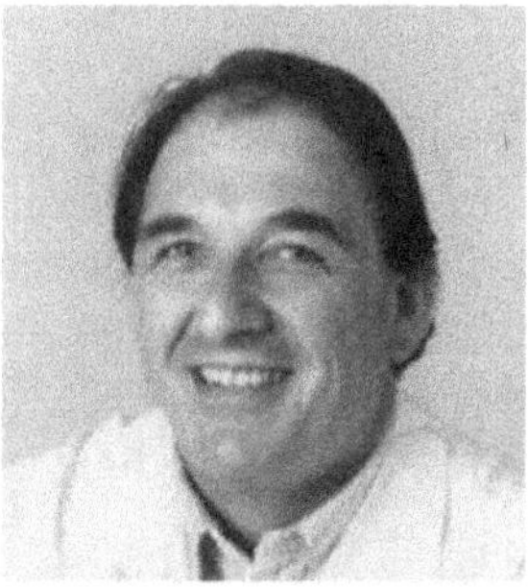

Figure 52 : Dr Raoul Bonan

4-Extension de la technique aux patients multi tronculaires

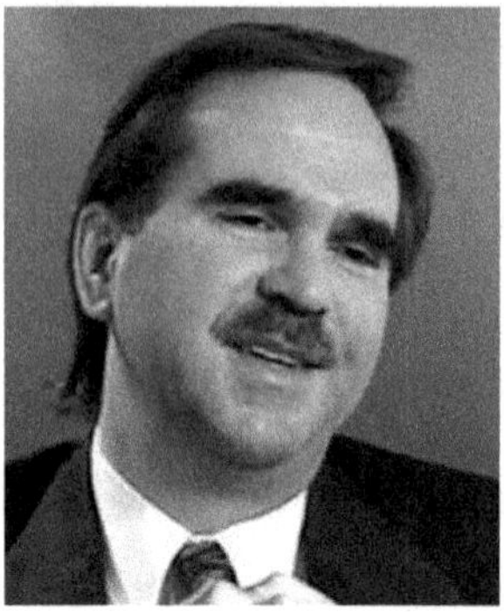

Figure 53 :
Dr Geoffrey Hartzler

Initialement, Andreas Gruentzig avait une approche plutôt restrictive de la technique qu'il avait créée et développée d'abord à Zurich puis à Atlanta. Toutefois certains cardiologues américains voulaient étendre cette technique a d'autres domaines et en particulier aux lésions multiples sur chacun des 3 troncs coronaires. En 1983 Geoffrey Hartzler (10) (Figure 53) présenta pour la première fois son expérience de traitement par angioplastie de lésions multiples tronculaires. Il proposa également à cette date la réalisation d'angioplastie dans la suite immédiate de la coronarographie. Il organisa comme Andreas Gruentzig des cours avec démonstration à partir de bandes vidéo de procédures réalisées précédemment. Cela évitait de présenter des complications apparaissant pendant les procédures filmées et transmises directement 'en live' à l'auditorium. D'aucuns disaient que le management de ces complications per procédure, heureusement rares, était très instructif.

À la fin des années 1980, il apparut nécessaire de comparer l'angioplastie aux traitements classiques de la maladie coronaire : c'est ainsi que de 1987 à 1990 fut conduit un essai (47) chez 212 patients présentant une sténose significative d'une seule artère coronaire : 105 furent randomisés à l'angioplastie et 107 au traitement médical conventionnel

L'angioplastie fut réalisée avec succès dans 80 % des cas : 4 patients eurent un infarctus myocarde péri-opératoire et aucun décès ne fut noté. Il apparaît au cours du suivi que l'angioplastie était supérieure au traitement médical en faisant disparaître les symptômes de l'ischémie myocardique puisque 64 % des patients dilatés étaient asymptomatique en comparaison seulement de 46 % de patients traités par le traitement médical.

C'est au début des années 1990 qu'un certain nombre de cardiologues pensèrent que l'heure était venue de comparer l'angioplastie à la chirurgie de pontage. Beaucoup, et en particulier les patients, étaient très réticents à ces études randomisées. En effet ces études devaient, comme c'est obligatoire, soumettre le protocole et recueillir le consentement ' informé' des patients. Ceux-ci, mis devant le choix entre une opération 'à cœur ouvert' requérant l'ouverture du thorax sous anesthésie générale et une intervention effectuée sous anesthésie locale avec une simple ponction artérielle, n'hésitaient pas très longtemps et choisissaient presque toujours l'angioplastie. C'est ainsi qu'en Angleterre fut lancée l'étude RITA 1 (48) (49). Cette étude fut conduite chez 1011 patients ayant au moins une lésion coronaire présentant une chance égale de succès soit par l'angioplastie soit par chirurgie. L'étude montra que l'on déplorait dans la période aiguë postopératoire 1,2 % de décès avec la chirurgie tandis que l'angioplastie nécessitait dans 4,5 % des cas une revascularisation en urgence sans qu'il existe de décès ou d'infarctus du myocarde. Dans le suivi, la mortalité et le taux d'infarctus du myocarde étaient identiques dans les 2 groupes. Cependant les patients dilatés avaient besoin dans 12 % des cas d'une revascularisation complémentaire ce qui était seulement noté dans 2 % des cas chez les patients opérés. Cet essai fut suivi de trois autres études, l'une menée en Argentine (ERACI) (50, 51) l'autre en Allemagne (GABI) (52) et la troisième aux États-Unis (EAST) (53). Toutes ces études étaient conduites chez des patients ayant au moins une sténose significative d'au moins un vaisseau coronaire. Au total 878 patients furent randomisés en deux groupes 443 patients reçurent une angioplastie 435 une chirurgie de pontage. Ces études (d'une taille inégale car l'une d'entre elles ne comportait que 127 malades) montraient le même résultat : au terme de la procédure la mortalité était identique dans le groupe angioplastie et chirurgie ainsi que le taux d'infarctus du myocarde ; par contre il y avait nécessité de revascularisation en urgence significativement plus élevée dans le groupe angioplastie ; au terme du suivi éloigné cette différence était également notée : Taux approximativement identique de décès cardio-vasculaires et d'infarctus du myocarde mais par contre la nécessité d'une revascularisation myocardique était plus élevée dans le groupe angioplastie que dans le groupe chirurgical. En 1991 aux États-Unis démarra une étude intéressant des patients multi tronculaires traités par angioplastie ou chirurgie. (étude BARI) (54) Simultanément en Europe fut conduite une étude du même type (étude CABRI) (55). Globalement les résultats furent identiques ou très similaires dans ces deux types d'études : au décours de la procédure ou aux termes du suivi il n'existait pas de différence concernant le décès cardio-vasculaire et le taux d'infarctus du myocarde mais par contre une différence significative concernant la nécessité d'une revascularisation complémentaire liée à la resténose dans le groupe traité par angioplastie,. Toutefois une étude de sous-groupe a montré dans l'étude BARI (54) une différence significative concernant les diabétiques : chez ces malades la mortalité et le taux d'infarctus du myocarde étaient nettement moindres lorsque les patients étaient traités par la chirurgie de pontage aortocoronaire. Ce résultat dans ce sous-groupe de patients n'avait pas été noté dans les études précédentes (EAST, ERACI GABI) . Il est important de noter que dans ces études, il était recommandé d'utiliser une ou les deux artères mammaires internes pour le geste chirurgical.

Toutes ces études ne comprenaient pas d'angioplastie avec implantation systématique de stent qui n'était utilisé qu'en cas d'occlusion aiguë per procédure.

Avec l'utilisation extensive du stent, 4 études randomisées comparèrent l'efficacité et la sécurité de l'angioplastie avec stent à la chirurgie de pontage coronaire. ARTS(56), ERACI -II(57) MASS II(47) et SOS totalisaient 3051 patients (1518 angioplastie + stent versus 1533 chirurgie). Les deux populations étudiées étaient similaires sur le plan démographique et facteurs de risque. La plupart des patients souffraient d'angine de poitrine stable (68 %), 28 % d'angor instable et 3 % d'ischémie

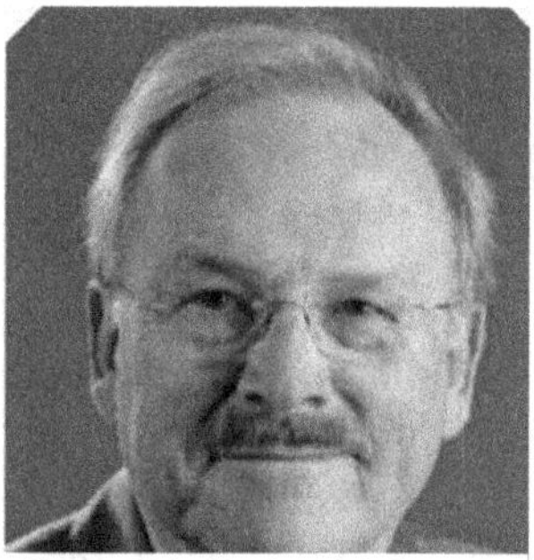

Figure 54 : Dr Patrick Serruys

silencieuse. Le suivi à 5 ans ne montra aucune différence significative pour la mortalité, le taux d'infarctus ou d'accident vasculaire cérébral mais il existait une différence significative en faveur de la chirurgie (7,9 %) en ce qui concerne la nécessité de revascularisation complémentaire (29 % pour l'angioplastie +stent). Avec l'avènement des stents actifs, plusieurs études furent conduites chez les patients multi tronculaires diabétiques et non diabétique. L'une des plus importantes fut l'étude SYNTAX (58) conduite par Patrick Serruys (figure 54) qui rassembla 3075 patients randomisés pour un traitement chirurgical ou angioplastie avec stents actifs. Tous avaient des lésions multi tronculaires et/ou une lésion du tronc commun gauche. L'objectif primaire à 12 mois était un objectif composé de la mortalité + infarctus + Accident vasculaire cérébral était légèrement supérieur dans le groupe angioplastie +stent (17,6 %) vs 12,3 % pour le pontage coronaire. L'objectif secondaire concernait la nécessité de revascularisation à 1 an : Le taux de celle-ci était significativement plus élevé chez les patients traités par angioplastie que dans le groupe chirurgical : 13,5 % pour cent vs 1,9 % respectivement. Toutefois l'intérêt de cette étude qui comprenait des patients très sévères, touchant les 3 vaisseaux coronaires associés ou non à des lésions du tronc commun gauche, fut de permettre une analyse en fonction de la sévérité anatomique des lésions et donna naissance à un score (SYNTAX score) qui a permis d'étudier des sous-groupes extrêmement intéressants et permit d'édifier les recommandations de la Société Européenne de Cardiologie.

En outre, de nouveaux outils apparurent, en particulier au Japon(59), pour aborder le problème de l'occlusion coronaire chronique. L'occlusion coronaire chronique est observée dans 20 % des coronarographies anormales et chez 75 % des patients multi tronculaires. Ces nouveaux outils permettent par un abord ante grade ou moins souvent rétrograde, de recanaliser l'artère complètement occluse. Le registre européen ERCTO fait état de 84 % de recanalisation avec succès. Ceci est important car il été démontré qu'une revascularisation complète chez un multi tronculaire a un suivi à long terme meilleur que si la revascularisation a été incomplète.

L'attention se focalisa ultérieurement sur 2 autres catégories de patients complexes : les patients diabétiques multi tronculaires et ceux présentant une lésion du tronc commun gauche. Dans le premier groupe, 6 essais cliniques (BARI 2 (60), CARDIA(61), VACARDS(62), SYNTAX (56) et surtout FREEDOM(63) furent réalisés : Ils démontrèrent la supériorité de la chirurgie sur l'angioplastie avec stent actif avec des taux plus élevés de décès, d'infarctus et de revascularisation chez les multi-tronculaires diabétiques traités par angioplastie+stenting mais avec un risque plus faible d'accident vasculaire cérébral dans ce groupe. Quelques essais ont été conduits chez les patients avec une sténose du tronc commun : l'un des derniers en date (EXCEL) suggère l'absence de différence entre chirurgie et stenting mais les équipes chirurgicales mettent en doute cette conclusion en ce qui concerne les taux d'infarctus selon la définition de ceux-ci. En bref chez les patients avec une maladie coronaire stable les recommandations de la Société européenne de cardiologie établissent clairement la place respective de ces deux méthodes de revascularisation.

En outre des progrès très importants ont été effectués dans le domaine de l'imagerie : L'échographie endocoronaire a apporté beaucoup de nouvelles informations concernent la paroi des coronaires : rigidité, calcifications, richesse en lipides, etc. L'OCT (Optical Chararacter Tomography) a précisé des détails concernant la media et surtout l'endothélium coronaire. Enfin, les données radiologiques déjà très améliorées par le digital permettant des quantifications précises des plaques athéroscléreuses coronaires ont été complétées par une approche physiologique de ces obstacles coronariens. En effet, l'utilisation de la mesure de la réserve coronaire grâce à la mesure de la pression coronaire en aval des sténoses a permis de calculer la FFR (Fractional Flow Reserve) qui permet de savoir si une sténose coronaire entraîne dans le myocarde correspondant de l'ischémie. En fonction de ces paramètres, l'investigateur peut mieux décider si le rétrécissement doit être traité ou négligé. Mais l'investigateur ne doit plus décider seul : la décision finale est le fruit d'une équipe, le 'Heart Team' rassemblant cardiologues interventionnels, chirurgiens, anesthésistes, neurologues, néphrologues qui déterminera la meilleure stratégie thérapeutique pour un patient donné.

De nos jours, on peut considérer que les patients avec des lésions mono ou bi-tronculaires relèvent essentiellement de l'angioplastie+stent mais que chez les multi tronculaires les indications respectives des 2 techniques dépendent, entre autres, du score SYNTAX

5-Recanalisation et reperfusion dans l'infarctus du myocarde

Bien que la thrombose coronarienne ait été démontrée comme cause d'infarctus du myocarde depuis le début de ce siècle, la pathogénie de cette maladie a été controversée jusqu'en 1980. Auparavant, il y avait un débat entre cliniciens et chercheurs qui estimaient que la thrombose était responsable d'infarctus du myocarde tandis que d'autres défendaient le concept que la thrombose était secondaire à l'infarctus du myocarde puisque les autopsies réalisées quelque temps après l'infarctus du myocarde ne montraient pas toujours de thrombus dans les artères coronaires.

C'est le mérite de Marcus De Wood (64) de démontrer avec une angiographie réalisée dans les premières heures de la crise cardiaque que l'occlusion coronaire et la thrombose étaient présentes chez 90 % des patients avec infarctus et élévation du segment ST. De ce fait, il était logique de considérer l'utilisation d'agents thrombolytiques. En 1983, Tillet et Gartner ont découvert qu'un filtrat de souches β-hémolytiques de Streptococcus pouvait dissoudre le thrombus humain. Fletcher a publié en 1958 la première tentative de traitement de l'infarctus du myocarde avec une injection massive et prolongée de streptokinase. À ce moment, il y avait un intérêt considérable pour la streptokinase (65). Pendant ce temps, plusieurs études ont

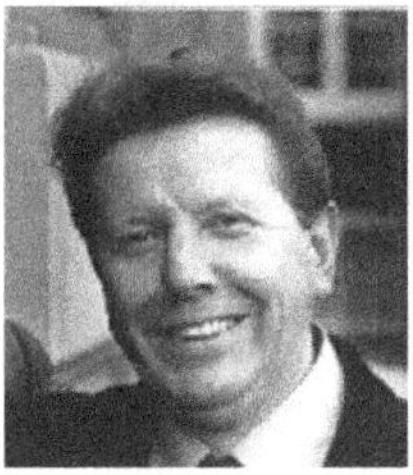

Figure 55 : Pr Eugenio Chazov

été menées au sein d'un petit groupe de patients montrant certaines améliorations de la fonction ventriculaire gauche et de la mortalité, mais le nombre de patients inclus dans ces études était clairement insuffisant pour démontrer un bénéfice significatif. De plus, ces études avaient utilisé des doses inadéquates et l'initiation du traitement était tardive. Eugenio Chazov (66, 67), fondateur et directeur général du Centre de recherche cardiologique de l'URSS ouvert en 1975 à Moscou (Figure 55), qui avait publié plusieurs articles sur la streptokinase, utilisa l'injection ***intra coronaire*** de streptokinase au cours de l'infarctus.

La publication initiale est passée plus ou moins inaperçue. En fait, l'injection intra-coronarienne de streptokinase dans l'infarctus du myocarde a débuté lorsque Peter Rentrop (68, 69) (Figure 56) a présenté à l'American Heart Association à Anaheim, le premier cas d'infarctus du myocarde traité par recanalisation ***mécanique*** de l'artère complétée par une injection intra-coronaire de streptokinase.

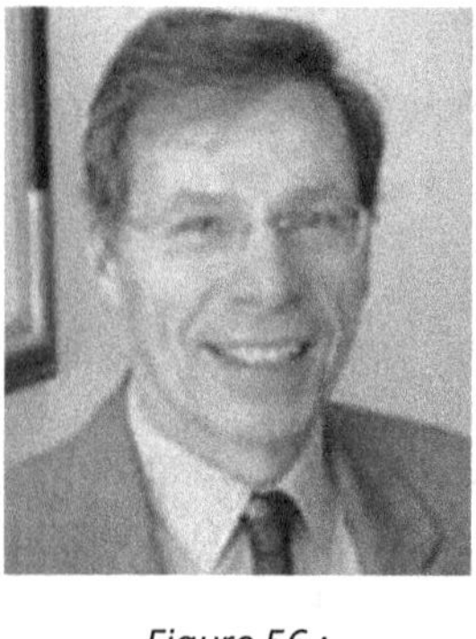

Figure 56 :
Dr Peter Rentrop

Cette tentative a été effectuée à l'hôpital universitaire de Göttingen par Peter Rentrop et Karl Karsch. (70)

Le 13 juin 1978, un homme de 45 ans fut admis avec un angor instable ; lors de la coronarographie, survint un sus-décalage du segment ST dans les dérivations inférieures. L'injection de produit de contraste dans la coronaire droite montra que l'artère était occluse. Les deux investigateurs imaginèrent de percer le thrombus avec un guide de 0,038''. Immédiatement après, l'artère s'ouvrit et se remplit de produit de contraste ; l'élévation du segment ST et la douleur disparurent. Ceci fut complété par une injection intra coronaire de streptokinase (120 000 unités en 50 minutes). Le tableau clinique et les signes électrocardiographiques furent améliorés sous l'influence de ce traitement. Une opération de pontage aortocoronaire fut réalisée le lendemain. L'angiographie post-opératoire a montré une amélioration marquée de la fonction ventriculaire gauche. Il fut conclu que cette double intervention avait empêché une nécrose étendue.

Plus tard, Rentrop et Karsch (68, 69) ont publié une petite série de 7 cas avec recanalisation mécanique et injection intra-coronaire de streptokinase. À la suite de cette publication initiale, un certain nombre de cardiologues interventionnels du monde entier ont commencé à effectuer une angiographie coronaire d'urgence dans les premières heures de l'infarctus du myocarde pour effectuer une revascularisation coronaire par guide suivie d'une injection intra-coronaire de streptokinase.

On s'est vite rendu compte que la coronarographie en urgence était nettement limitée par plusieurs difficultés logistiques. En conséquence, plusieurs cardiologues ont proposé de revenir à l'administration intraveineuse de streptokinase. Ceci donna lieu à d'innombrables discussions défendant soit la thrombolyse intraveineuse soit la thrombolyse intra coronaire.

En Allemagne, Jürgen Meyer présenta et publia une série de travaux importants concernant la thrombolyse suivie d'angio-plastie.

En 1983, Hartzler et coll. (71) allèrent plus loin et publièrent les résultats de la recanalisation de l'artère responsable de l'infarctus par angioplastie à ballonnet chez une série de 41 patients. Onze des 41 premiers patients ont eu une recanalisation réussie, non précédée d'une administration intra coronarienne de thrombo-lytiques.

En Europe, cette approche fut suivie par Bernard Valeix à Marseille qui rapporta en 1985 (72) une série française de 22 patients traités directement par angioplastie (appelée ultérieu-rement angioplastie primaire) dans 9 centres.

En 1987 Marco & Fajadet (73) (Figure 57) publièrent une série de 43 patients traités par angioplastie primaire dans les 4 heures suivant l'apparition des symptômes avec 95 % de succès procédural. La même année, Rothbaum et coll. publièrent une série de 132 patients traités par angioplastie primaire avec 85 % de succès.

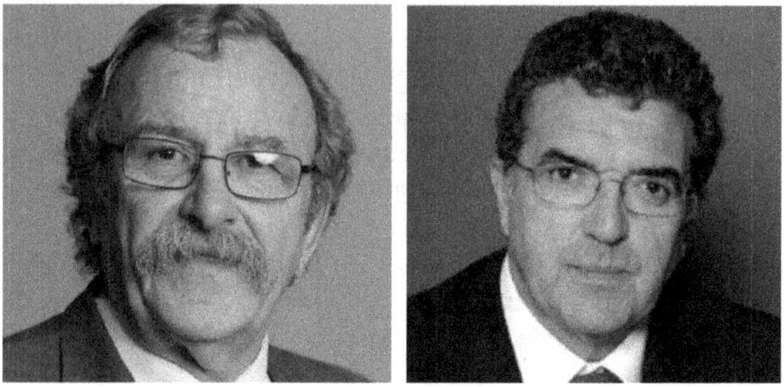

Figure 57 : Dr J Marco (à G) Jean Fajadet (à D)

Il fallut encore 6 années supplémentaires pour démontrer, dans un essai randomisé mené par Cindy Grines (74) la supériorité de l'angioplastie primaire sur la thrombolyse dans l'infarctus aigu du myocarde. Ceci fut confirmé par une méta analyse de Ziljstra. Aujourd'hui, l'angioplastie primaire est le traitement de choix dans l'infarctus du myocarde si elle pratiquée précocement par une équipe entraînée. L'angioplastie primaire a joué un rôle prépondérant dans l'amélioration du pronostic à la phase aiguë de l'infarctus du myocarde avec une diminution de la mortalité à la phase aiguë de 35 % en 1985 à 5 % actuellement.

6-Le 'stenting' coronaire

L'angioplastie coronaire avait été très rapidement acceptée et connut un développement fulgurant. Cependant, de nouveaux problèmes préoccupants ont été observés rapidement : le plus important était la sécurité de la procédure. Pendant ou immédiatement après l'angioplastie, une occlusion soudaine du vaisseau était observée dans 3 à 5 % des cas. Cet accident était lié à une dissection occlusive ou à une thrombose occlusive du vaisseau. Ainsi, au début de l'angioplastie coronaire, il a été recommandé d'effectuer la procédure avec une assistance chirurgicale, capable d'effectuer immédiatement une opération de contournement d'urgence. Dans la plupart des cas, cette opération d'urgence était suivie d'une nécrose myocardique plus ou moins limitée (?).

À côté de ce problème immédiat, s'ajoutaient 30 à 45 % des cas de resténose : en réalité, le mécanisme d'élargissement de la lumière résultait d'une dissection du vaisseau. Cette dissection est suivie d'un processus de cicatrisation avec migration et prolifération des cellules musculaires lisses incluses dans une matrice extracellulaire lâche.

Ainsi se produit une hyperplasie intimale contribuant au rétrécissement du vaisseau dilaté. Plus tard, on a découvert qu'il y avait un autre phénomène important : le remodelage négatif du vaisseau conduisant à un rétrécissement du segment dilaté. Il s'agit d'une constriction centripète diminuant la taille globale du segment dilaté. C'est dans ce contexte que le stenting coronaire est apparu et a résolu, en grande partie, les deux problèmes majeurs de l'angioplastie coronarienne, à savoir l'occlusion per procédure et la resténose.

6-1 Histoire de l'endoprothèse

Il a été rapporté que les Égyptiens ont essayé de soigner le rétrécissement de l'urètre, le plus souvent provoqué par une maladie sexuellement transmise (gonococcie), en introduisant un petit roseau dans le canal urinaire afin de rétablir la relation entre la vessie et le milieu externe (Figure 58)

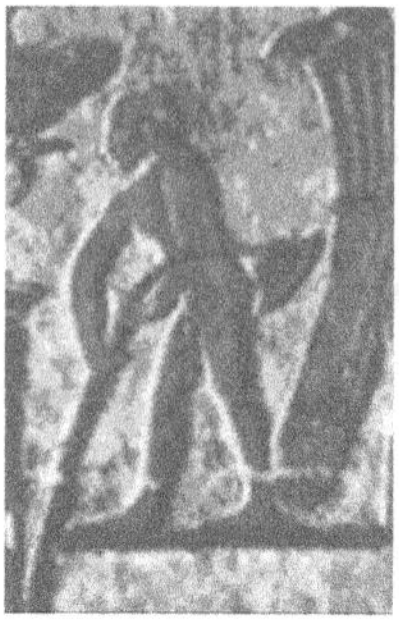

Figure 58

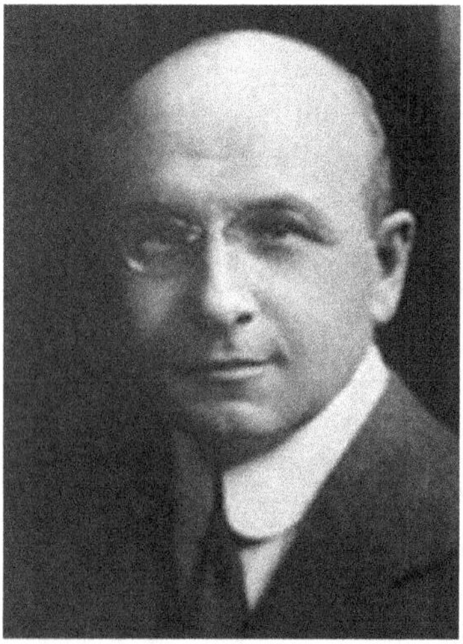

Figure 59 : Dr Alexis Carrel (1873-1944)

En septembre 1912, le chirurgien français, Alexis Carrel(75) (Figure 59) avait effectué une déclaration'prophétique' :
" *L'intubation permanente d'un gros vaisseau est une opération simple. Cela peut devenir pratique, si la forme et la nature du tube sont modifiées pour éviter les lacérations (...). La question de l'application de cette méthode à la chirurgie humaine peut éventuellement être envisagée* "

Il fallut plus de 70 ans pour vérifier cette hypothèse.

Le premier stent s'inscrit dans la logique d'un progrès thérapeutique initié par Charles Dotter(6) :

C'était un radiologue, véritable inventeur et pionnier dans le monde de la radiologie vasculaire interventionnelle. Il a commencé à concevoir le premier stent vasculaire à la fin des années 80 avec insertion de tubes en plastique et des prothèses démontables en acier inoxydable dans les artères fémorales ou poplitées de chiens.

En 1978, un jeune cardiologue récemment arrivé d'Argentine avait assisté à une conférence de Andreas Gruentzig lors d'une réunion de la Société de radiologie cardiovasculaire et interventionnelle. Il s'appelait Julio Palmaz (76) et pensait que ' *les problèmes que le docteur Gruentzig avait avec son ballon pouvaient être évités en insérant une sorte d'enveloppe au moment de la dilatation*'.

Le chef du département lui avait dit que cela pouvait être un beau projet de recherche et lui conseilla de rédiger un projet et des esquisses ; il a commencé à construire un prototype dans son garage avec du fil de cuivre et de la soudure achetés dans un magasin Radio Shack.

Le fil de cuivre formait une maille croisée autour d'un crayon avec deux rangées de broches. La soudure était utilisée pour fixer les points de croisement et pour permettre au maillage de conserver sa forme. Une fois construit, le diamètre de la maille a été réduit en le comprimant sur des chevilles en bois de plus en plus petites, puis serti à la main sur un ballon. Cependant, le matériau était trop rigide et les espaces entre les mailles n'étaient pas satisfaisants. Julio Palmaz a cherché un fabricant mais plusieurs entreprises ont refusé de manufacturer ce dispositif.

En Suisse, l'histoire du stent a commencé lors d'une fête : Deux Suédois se sont rencontrés : L'un (Hans Wallsten) était le concepteur d'une machine révolutionnaire destinée à fabriquer du papier d'imprimerie, l'autre (Ake Senning) était un éminent chirurgien cardio-vasculaire : il avait implanté le premier pace maker chez l'homme et inventé une intervention pour corriger une malformation congénitale du cœur, la transposition des gros vaisseaux

Au cours de la réunion, Senning avait expliqué à Hans Wallsten qu'il avait opéré dans la journée une dissection aortique. Il lui expliqua que c'était une affection grave de l'aorte et il développa son concept de support mécanique de la paroi artérielle par un tube métallique grillagé. Hans Wallsten, très excité décida de prendre en charge le problème des prothèses endo métalliques. Il créa le Wallstent mais il eut quelques difficultés à trouver une solution pour implanter cette prothèse dans les vaisseaux et en particulier dans des petits vaisseaux, les coronaires avec une approche percutanée. Ceci fut réalisé par un ingénieur anglais Christian Imbert. Il revêtit le grillage métallique d'une fine membrane contraignant la prothèse contre le cathéter. Le retrait de la membrane libérait les forces radiales du grillage et celui-ci s'appliquait contre la paroi vasculaire : c'est un peu ce que l'on effectue lors d'une tunnellisation : Le stent auto-expansif était créé, et fixé sur le cathéter sans augmenter son diamètre ce qui permettait de l'amener jusqu'aux coronaires à l'intérieur d'un cathéter guide introduit par voie fémorale percutanée. (Figure 60). Wallsten et Christian Imbert étaient soumis en Suisse à une série de contrôles stricts de telle sorte qu'ils ont cherché hors de ce pays des centres pour expérimenter leur invention.

Christian Imbert a rencontré Ulrich Sigwart à Lausanne et le groupe de Jacques Puel à Toulouse.

En collaboration avec les radiologues de Toulouse, Jacques Puel a mené quelques expériences chez les moutons et chez les chiens. Ces expériences ont été réalisées rapidement (probablement trop vite) et ont montré qu'il était facile (peut-être trop facile) d'implanter la prothèse endocoronaire par voie percutanée.

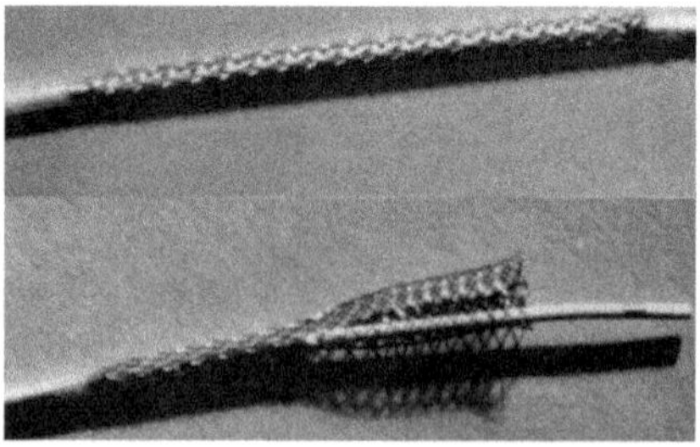

Figure 60 :
Le wallstent autoexpansif

Ils observèrent une endothélialisation rapide des barreaux de la prothèse.

Cependant, ces expériences animales n'ont pas révélé le risque élevé de thrombose ultérieure. Plus tard Jacques Puel a mentionné qu'il avait probablement sous-estimé ce risque. Simultanément à Lausanne, Ulrich Sigwart a réalisé des implantations expérimentales chez le chien.

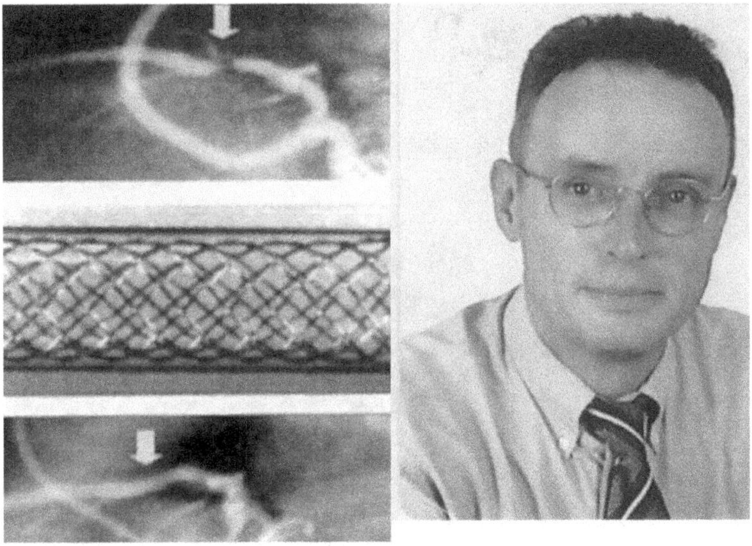

Figure 61 : Première implantation de stent par J. Puel mars 1986

La première implantation de stent chez l'homme a été réalisée le 28 mars 1986 par Jacques Puel (77) (Figure 61)

L'histoire de ce premier patient est assez simple : homme de 63 ans, hypertension artérielle et resténose symptomatique 6 mois après le traitement d'une lésion de l'artère interventriculaire antérieure (IVA).

Le patient n'était pas préparé par des médicaments antiplaquettaires ou des statines. Il n'a reçu que de l'héparine souscutanée pendant la procédure et au cours des 6 semaines suivantes. Par chance, il ne développa pas de thrombose de stent ou de resténose intra-stent dans ce laps de temps. Cependant, il n'a pas échappé à la progression du processus athéroscléreux car il a eu des épisodes récurrents d'angine de poitrine liés à une nouvelle lésion de l'ostium de l'interventriculaire antérieure et une autre sur l'artère circonflexe traitée en 2004 par nouvelle implantation de stent.

Dans les semaines qui ont suivi, sept autres patients ont reçu un Wallstent auto-expansif sans aucune complication.

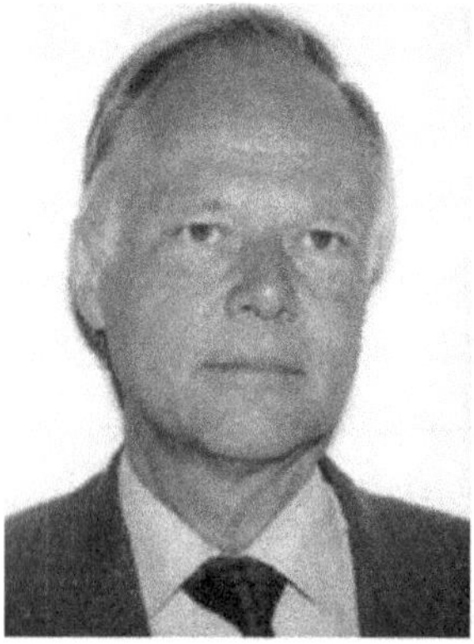

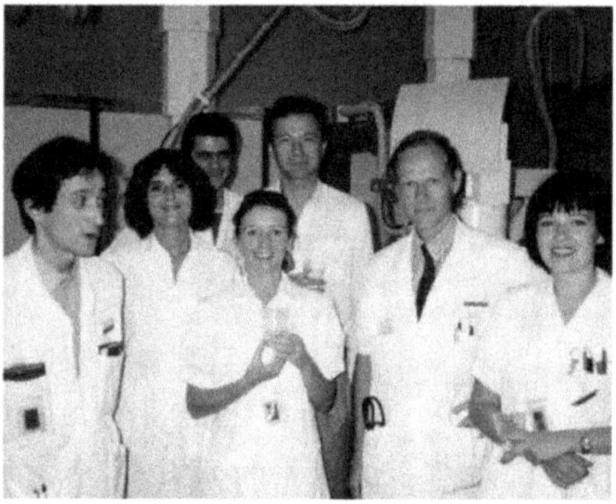

Figure 62 : Dr Ulrich Sigwart et son équipe

À Lausanne, neuf mois d'expériences animales avaient été assez convaincants pour persuader la Commission de révision institutionnelle, et une autorisation fut accordée en avril 1986 pour trois indications :

- Occlusion aiguë du vaisseau après une angioplastie par ballonnet,

- Resténose après angioplastie
- Sténose des greffons veineux de pontage aorto coronaire. (78)

La figure 63 montre l'implantation d'un stent :

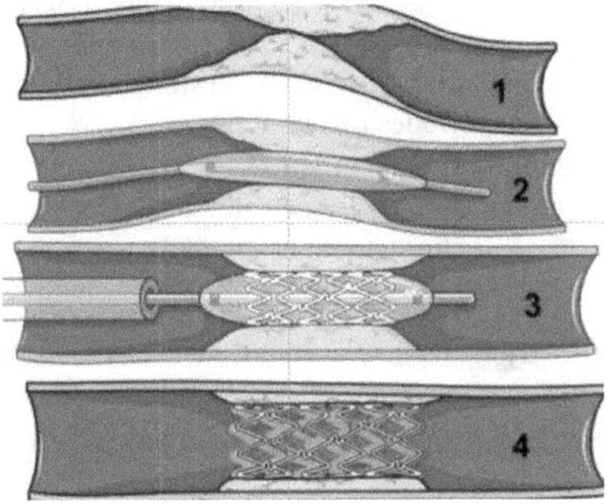

Figure 63 : Implantation d'un stent

Après un certain nombre de déploiements dans les artères périphériques l'endoprothèse auto-expansive a d'abord été déployée après dilatation par ballonnet d'une sténose serrée dans un pontage veineux. Les premiers résultats étaient prometteurs. Ils étaient cependant prématurés puisque les quatre patients suivants ont eu une thrombose subaiguë du stent. Avec un seul traitement anti thrombotique basé sur des doses massives d'héparine, le risque de thrombose était très élevé.

Plus tard, Sigwart (78) implanta un stent sous anticoagulation complète avec de l'héparine suivie d'une anticoagulation orale avec de la warfarine.

Ce traitement médical diminuait légèrement le risque de thrombose du stent qui restait cependant très élevé (entre 5 et 10 % selon les cas).

Ces deux essais cliniques, menés initialement à Toulouse puis à Lausanne, ont démontré la faisabilité de la méthode mais démontraient l'important risque thrombogène potentiel de ce corps étranger. Cependant, les endo prothèses étaient capables de réduire nettement le risque d'occlusion aiguë ou subaiguë per procédure : en conséquence, le besoin d'une intervention de sauvetage chirurgical d'urgence a été considérablement réduit.
Dans les années suivantes, l'évolution du stent coronaire peut être considérée en trois périodes différentes

- Amélioration technique
- Amélioration de la sécurité
- La prévention et le traitement de la resténose

6-2 Les améliorations techniques :
Le premier stent implanté dans les artères coronaires de l'homme était le Wallstent (Medinvent) il s'agit d'un stent auto-expansible composé de 20 brins de 0,06 à 0,09 mm de diamètre arrangé en une conception de maille auto-expansive. Il était flexible et sa longueur variait de 15 à 30 mm et son diamètre était compris entre 3 et 6 mm. Le grillage était serti à la partie distale du cathéter mais son expansion était bloquée par une membrane à double manchon. La rétraction de cette membrane permettait la libération progressive dans le vaisseau.

Le travail de Julio Palmaz, mentionné précédemment, a conduit à un stent tubulaire à fente. Avec Richard Schatz (79), il a été implanté pour la première fois dans les artères coronaires en décembre (Figure 64)

La prothèse vasculaire était sertie sur le cathéter de plastique et se déployait après inflation du ballonnet. Elle devint rapidement très populaire. L'endoprothèse de Gianturco Roubin (approuvée aux États-Unis en 1993) (80) avait une faible force radiale

(Figure 65) responsable de l'augmentation du taux de resténose et de thrombose de stent.

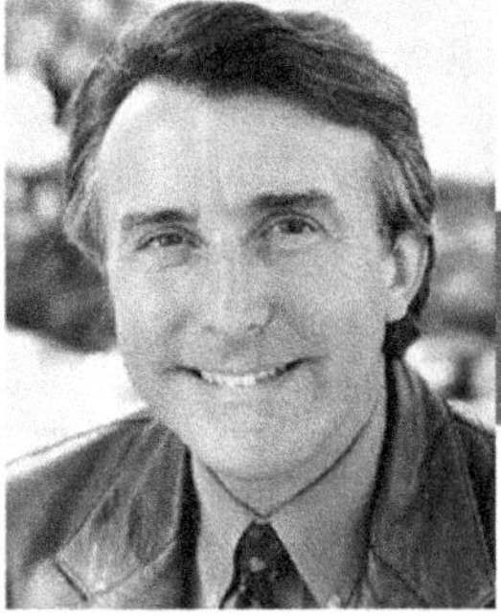

Figure 64 : Dr Julio Palmaz

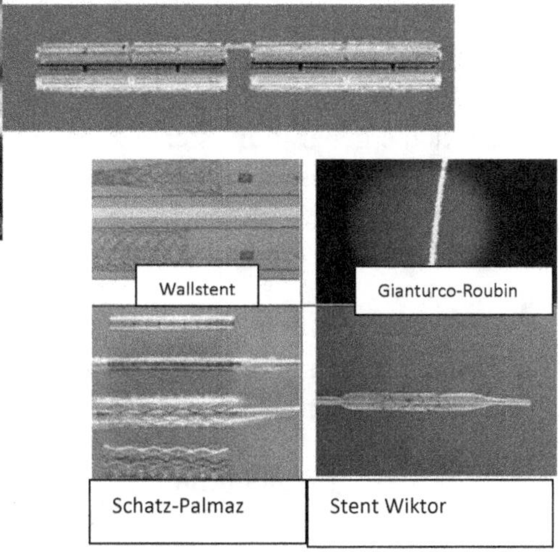

Figure 65 : Différents types de stent

Plus tard, Medtronic a proposé un stent sous forme d'un filament entourant le ballon d'angioplastie : stent Wiktor.

Enfin, on a proposé des stents recouverts d'une membrane de polytétrafluoroéthylène qui ont été utilisés dans les sténoses des greffes de veine saphène (SVG) pour éviter l'embolisation de matériaux friables caractéristiques de ces lésions. Il a été également utilisé pour le traitement d'urgence des perforations coronaires.

Les stents à élution médicamenteuse ont été introduits en 2000. Ils sont composés de deux parties : le polymère revêtant le grillage (une ou plusieurs couches) et le médicament administré dans la paroi du vaisseau : ils agissent sur le cycle cellulaire et sont capables de supprimer la prolifération des cellules musculaires lisses sans toxicité et avec un faible risque inflammatoire.

La plupart de ces stents utilisent un analogue du sirolimus : dans le groupe 'Limus' ont été utilisés : sirolimus, évérolimus, zotarolimus, biolimus, novolimus (un métabolite du sirolimus), myolimus (une lactone macrocyclique proche de la famille de la rapamycine). Le premier stent de ce groupe était le stent Cypher (Cordis). Presque simultanément a été proposé le Paclitaxel capable d'inhiber la réplication cellulaire et c'était le produit délivré par les stents TAXUS. Les stents Cypher et TAXUS étaient les stents dits 'actifs' de première génération suivis par une deuxième génération (stents Xience - Endeavor),
La troisième génération sont des prothèses endo vasculaires entièrement bio résorbables (BVS) : (Stents Igaki-Tamai, BVS 1.0 et 1.1DESolve, REVA, ART 18AZ, Amarante)

6-3 La sécurité : La lutte contre la thrombose aiguë ou subaiguë du stent (première révolution dans le stenting coronaire)

Il fut nécessaire d'attendre près de 10 ans pour éliminer ce risque grave. Un certain nombre de stratégies ont été proposées : dose élevée d'héparine non fractionnée, héparine de bas poids moléculaire, dextran, sulfinpyrazone, aspirine, antivitamine K : la combinaison de ces médicaments était non seulement inefficace, mais était de plus la source de saignements importants au site de ponction conduisant à de gros hématomes, des faux anévrysmes nécessitant une réparation chirurgicale. Dans ce contexte, le stenting a été initialement reconnu comme étant efficace pour le traitement de l'occlusion aiguë per procédure et pour éviter les opérations de by-pass en urgence. Toutefois, nombre d'investigateurs étaient prêts à abandonner cette technique dans les autres indications dont le traitement de la resténose. Deux nouvelles informations ont ressuscité le stenting coronaire : Antonio Colombo (Figure 66) en Italie, utilisant extensivement l'échographie intravasculaire démontra que,

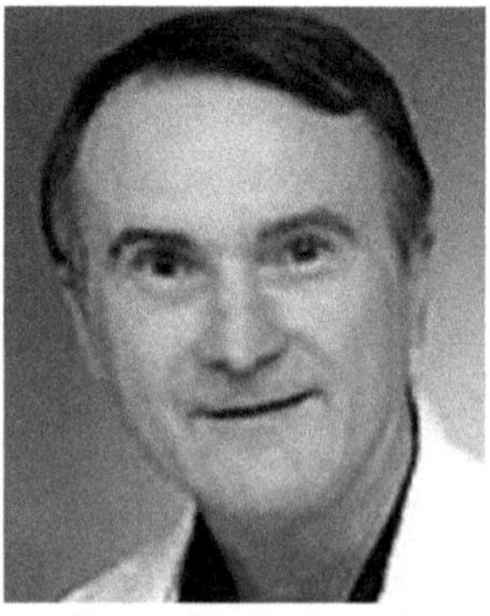

Figure 66 : Dr Antonio Colombo

dans un grand nombre de cas, l'implantation du stent était loin d'être parfaite avec mal-apposition et déploiement insuffisant. À partir de ces observations, il a recommandé de gonfler le ballon à un niveau de pression plus élevé pour impacter le stent dans la paroi et assurer une meilleure intégration dans celle-ci. Avec une plus grande lumière et un meilleur écoulement du sang, la thrombose de stent pouvait être évitée.

Presque simultanément, Paul Barragan (81) de Marseille (Figure 67) mentionna qu'un double traitement antiplaquettaire avec de l'aspirine et de la ticlopidine était efficace pour prévenir la thrombose du stent Barragan(81) avait participé à l'étude TACT (Ticlopidine Angioplasty Coronary Trial) conduite par Bertrand et coll. (82). Cet essai avait été proposé par le laboratoire Sanofi et le but était de vérifier si un médicament antiagrégant plaquettaire (Ticlopidine) était capable de prévenir la resténose. Cette étude présentée lors de la réunion de l'American Heart Association en 1992 était négative pour la prévention de la resténose mais a pu démontrer les avantages de la ticlopidine + aspirine pour prévenir les complications périprocédurales aiguës de l'angioplastie au ballonnet. Ainsi, Barragan a continué ce traitement antiplaquettaire double après la fin de l'étude et quand il a commencé à implanter des stents, il était le seul investigateur avec un taux très réduit de thrombose de stent. Parallèlement il y avait en France un registre (83) colligeant les données des stratégies usuelles. Lorsque l'association aspirine-ticlopidine utilisée par Barragan a été connue, il fut noté une réduction notable du nombre de cas de thrombose du stent et une réduction des complications vasculaires périphériques. Bertrand proposa à Sanofi une étude randomisée comparant la stratégie de Ticlopidine + aspirine versus le traitement anticoagulant habituel. Sanofi refusa parce que cette firme préparait le clopidogrel et se désintéressait de la Ticlopidine. Bertrand persista et réalisa

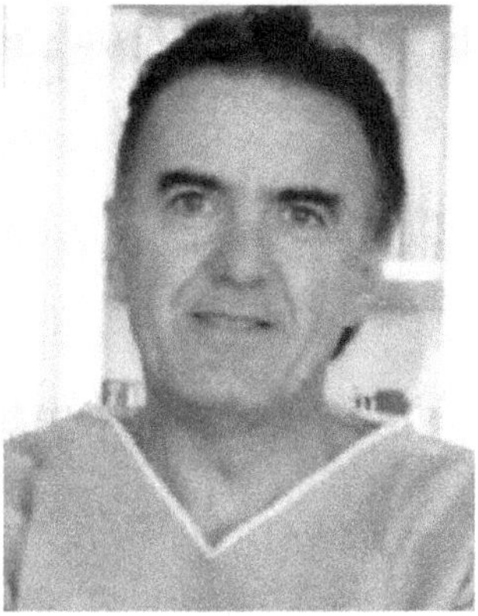
Figure 67 : Dr Paul Barragan

une étude avec des investigateurs belges, italiens et anglais (Essai FANTASTIC(84) **Full** **Ant**icoagulation **As**pirine **Ticl**opidine. Cet essai démontra l'efficacité du double traitement antiagrégant plaquettaire. Simultanément Schömig(85) et coll. démontrèrent le même bénéfice à Munich avec l'essai ISAR. Plus tard, aux USA ceci fut confirmé par M. Léon et l'essai STARS(86). Ces trois études randomisées comparant le double traitement antiagrégant à l'anticoagulation classique ont démontré l'intérêt de ce double traitement antiplaquettaire (DAPT). Par la suite, Bertrand et al. (87) (Figure 68) ont montré que l'association de l'aspirine avec le nouvel antiagrégant (clopidogrel) de Sanofi était supérieure en termes de sécurité que l'association aspirine-ticlopidine (essai CLASSIC). Aujourd'hui, le risque de thrombose aiguë d'un stent est minimal, inférieur à 1 %.

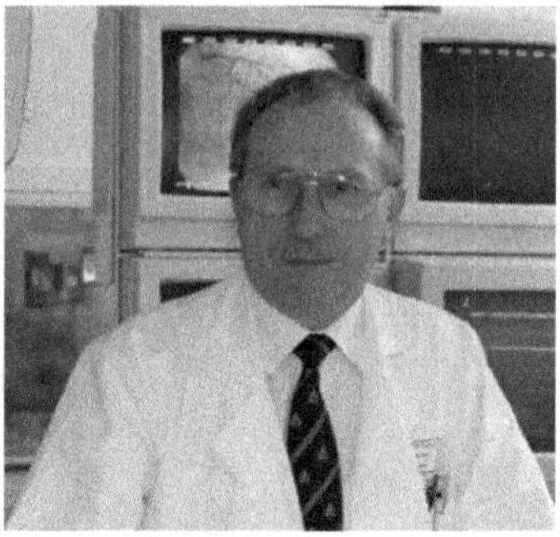

Figure 68 : Pr Michel E. Bertrand

Le danger de thrombose aiguë/subaiguë étant écarté, on a pu observer rapidement une augmentation très importante du nombre d'implantations et même une véritable « Stentomanie ».

6-4- <u>La lutte contre la resténose</u>

6-4.1 Le rôle de l'endoprothèse

En 1991, Serruys, Strauss et Morel (88) ont publié dans le New England Journal of Medicine les résultats des 105 premiers patients au monde traités avec le Wallstent. Cette publication abordait essentiellement le problème de la thrombose subaiguë mais beaucoup de lecteurs négligeaient une autre conclusion de cette étude : le taux de resténose après implantation d'un stent était seulement de 14 %, c'est-à-dire un taux très inférieur à celui observé après angioplastie simple au ballonnet. Dans ce contexte, plusieurs chercheurs (Serruys, Bertrand, Rutsch) ont envisagé de lancer une étude randomisée, évaluant le rôle du stent coronaire dans le traitement de la resténose. Dans un premier temps, il n'a pas été possible de convaincre l'industrie de soutenir cet essai mais il a finalement été possible à Serruys (Figure 54) de lancer en Belgique et aux Pays-Bas, l'essai BENESTENT I (89): une étude pilote portant sur seulement 60 patients dans quatre centres qui pratiquaient ensemble près de 4000 interventions, ce qui démontrait le scepticisme de la communauté de cardiologie pour le stenting . La ténacité de Serruys, Kiemenej et De Jaegere a conduit à l'essai BENESTENT(90), une étude historique démontrant le bénéfice du stenting coronaire dans le contexte de la resténose. Les résultats ont été confirmés par un essai américain (STRESS) (91) . Plus tard, les résultats ont été complétés par l'étude BENESTENT II (90) [réalisée avec une endoprothèse couverte d'héparine montrant que les complications hémorragiques avaient presque complètement disparu.

Cependant, au fil du temps, il a été prouvé que la resténose à l'intérieur de la prothèse (resténose intra-stent) (ISR) était un sujet de préoccupation. Il a été découvert que le rôle de tunnellisation de l'endoprothèse empêchait le remodelage négatif, c'est-à-dire la constriction chronique en réaction au corps étranger métallique mais que la paroi vasculaire avait généré une nouvelle hyperplasie intense. Roxana Mehran et coll. (92) ont montré les différents aspects de la resténose intrastent : Dans 42 % des cas, la resténose était focale (extrémités du stent ou au milieu du stent), diffuse dans 22 %, proliférative (c'est-à-dire avec extension au-delà des deux extrémités du stent) dans 30 % et même occlusif dans 6 %. Plusieurs techniques ont été préconisées pour résoudre ce nouveau problème : re-dilatation avec un ballon (principalement pour les resténoses focales), stent dans le stent, Rotablator et même curiethérapie. À première vue, cette procédure semblait prometteuse mais faisait l'objet de nombreuses réglementations en raison des règles de radioprotection. En fait, cette méthode n'a jamais été bien acceptée, limitée à un petit nombre de centres et finalement abandonnée avec l'apparition des stents à élution médicamenteuse.

6-4-2 La deuxième révolution des stents coronaires : les stents à élution médicamenteuse (DES)

Au fil des années, plusieurs chercheurs, et en particulier Wim van der Giessen, (93) ont essayé de revêtir les supports des stents avec différentes substances. L'objectif était de revêtir les barreaux de l'endoprothèse métallique avec un polymère comme véhicule de transport de drogue : ces médicaments ont cherché à inhiber le cycle cellulaire. En juillet 1999, la société Cordis a étudié un stent recouvert d'un polymère libérant un médicament appelé rapamycine. La société a accepté de mener une étude pilote à Rotterdam avec P. Serruys et à Sao Paulo avec Eduardo Souza. Quinze patients ont été étudiés avec un suivi échographique, angiographique et intravasculaire.

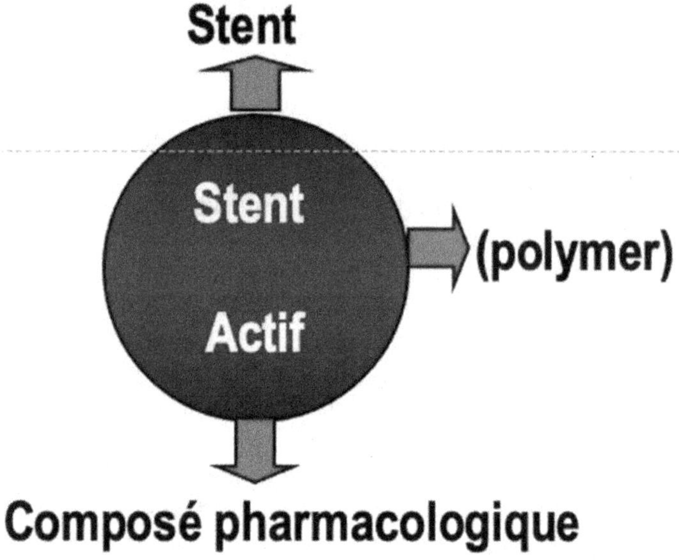

Figure 69 : Composants d'un stent actif

Les deux investigateurs principaux ont été stupéfaits de découvrir qu'à 4 et 12 mois de suivi il n'y avait aucune hyperplasie néointimale. Ces résultats ont conduit à un essai clinique randomisé mené chez 237 patients traités par stent métallique nu comparé au Cypher, le premier stent à élution médicamenteuse : L'étude RAVEL (94) présentée au congrès de la Société européenne de Cardiologie à Vienne (septembre 2001) par Marie Claude Morice fut un nouveau ‘tournant’ en cardiologie interventionnelle coronaire car les résultats ont montré l’absence de resténose intrastent avec cette prothèse Cypher. Par la suite, deux essais majeurs ont confirmé ces excellents résultats : l’essai SIRIUS (95) (avec le sirolimus) ou l'essai TAXUS (96) avec un autre médicament éluant, le paclitaxel. Plus tard, l’évolution jusque-là sans histoire, des endoprothèses à élution médicamenteuse a été perturbée par une publication inquiétante. En 2006 à Vienne, au Congrès de la Société Européenne de Cardiologie une présentation a suggéré qu’il pouvait y avoir des thromboses tardives du stent. Heureusement, ces résultats inquiétants n'ont pas été confirmés, mais un débat est encore en cours sur la durée du double traitement antiagrégant plaquettaire (DAPT) : 6 mois, 12 mois ou plus ?

Néanmoins, le développement de stents à élution médicamenteuse s'est poursuivi (97) et après la première génération de nouveaux DES ont été proposés et caractérisés par un véhicule porteur de drogue différent : Tous ont offert l'efficacité et la sécurité.

Ainsi la boucle était fermée : la cage métallique empêche le remodelage négatif du vaisseau et le médicament imprégnant le polymère des barreaux empêche la prolifération et la migration responsable de l’hyperplasie.

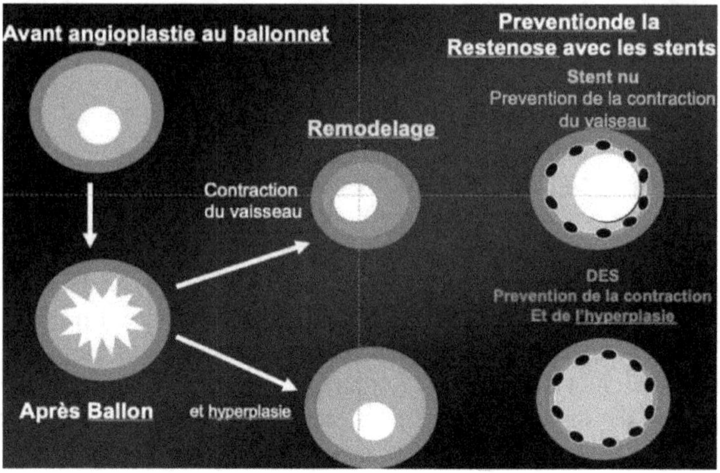

Figure 70 : Mécanisme de la resténose

La dernière approche a été ouverte avec les polymères biodégradables et le stent bio résorbable : Le DES avec polymère biodégradable fournit dans les premiers jours/mois, le bénéfice du DES et il se résorbe ultérieurement dans la paroi vasculaire. Un certain nombre de prothèses ont été étudiées : AXXess (Biocapteurs), Orsiro (Biotronik), DESyne (Elixir), Infinium, Biomine (Meril Life).

Le polymère peut aussi induire des effets secondaires et de ce fait des stents à élution sans polymère ont été proposés. Le médicament éluant peut-être introduit dans une surface microporeuse de stents métalliques. Nous pouvons citer le stent de Yukon, Biofreedom, Vestasync, Nano, Bicare. De petits réservoirs de tacrolimus recouverts de carbofilm sont proposés dans le stent Optima et Amazonia-Pax est un stent cobalt-chrome où le paclitaxel recouvre la surface d'un stent cobalt-chrome.

Les Stents bio résorbables étaient très prometteurs : ils offrent l'avantage de prévenir le remodelage négatif de l'artère pendant un certain temps et progressivement les matériaux implantés sont résorbés : cela offre un certain nombre d'avantages : Plus de corps étrangers à l'intérieur de la paroi ; restauration de la couverture endothéliale et éventuellement restauration de la vasomotricité. Ces stents biodégradables peuvent être divisés en deux catégories : Stents métalliques à base de magnésium et résorbables polymériques : Plus de dix stents de ce type ont été étudiés : Ils sont faits d'acide poly-L-lactique (PLLA) et d'acide poly-DL-lactique. Absorber BVS (Abbott Vasculaire) stent vasculaire bio résorbable est un stent entièrement résorbable qui a obtenu le marquage CEE Le ABSORB II (98, 99) a été comparé par rapport Dévier BVS vs. Métallique stent à élution de médicament (Xience) dans une cohorte de 501 patients. Le suivi de ces patients implantés montra qu'il n'y avait pas de différence significative en termes de sécurité et d'efficacité entre les deux prothèses : il y a toujours un grand intérêt pour ces nouveaux stents bio-résorbables mais, évidemment, un suivi plus long est nécessaire pour arriver à des conclusions définitives. (100)

En conclusion, le stenting coronaire représente l'une des avancées les plus importantes dans le domaine de la cardiologie interventionnelle. Grâce à cette technique, les interventions coronariennes percutanées sont sûres dans la plupart des cas et le risque pour le patient d'être envoyé en chirurgie pour une procédure de sauvetage d'urgence est devenu très minime. De plus, le risque d'avoir une réintervention pour resténose après angioplastie est également nettement réduit après l'implantation d'un stent actif. Avec le stenting coronaire, la cardiologie interventionnelle coronaire, en tant que technique minimalement invasive, est devenue la première méthode de revascularisation myocardique chez l'homme. En France, 189.000 angioplasties coronaires ont été réalisées en 2018 avec 320.000 implantations de stents soit 1,7 stent par malade.

II - CARDIOLOGIE INTERVENTIONNELLE VALVULAIRE

Pendant longtemps la cardiologie a été dominée par la pathologie valvulaire : il s'agissait de lésions consécutives à un rhumatisme articulaire aigu. Cette affection démarrait par une angine streptococcique suivie15 jours plus tard environ par une atteinte articulaire inflammatoire touchant les grosses articulations mais ne laissant pas de séquelles articulaires. Dans le futur, immédiat ou plus lointain, on constatait l'apparition de lésions des valves cardiaques rétrécissant ou créant une fuite au niveau du clapet valvulaire. Ainsi, les lésions les plus fréquentes étaient le rétrécissement mitral associé ou non à une insuffisance mitrale et/ou à une insuffisance aortique. C'est en 1948 à Philadelphie que Charles Bailey(101) suivi par Dwight Harken(102) à Boston réalisa pour la première fois une intervention ouvrant le rétrécissement mitral d'une jeune femme de 24 ans présentant une forme sévère de cette maladie. L'intervention fut effectuée après thoracotomie, insertion du doigt par l'auricule gauche dans l'oreillette et libération des commissures mitrales. Les lésions plus complexes associant rétrécissement mitral calcifié et insuffisance mitrale de degré divers ne pouvaient bénéficier de la commissurotomie. Plus de 10 ans plus tard, Albert Starr(103) (Figure 74) (chirurgien à Portland aidé de l'ingénieur Lowell Edwards) créa et implanta une sorte de cage métallique à l'intérieur de laquelle se déplaçait une bille en silastic. Ainsi naquit la chirurgie de prothèse valvulaire complétée ultérieurement par Alain Carpentier (Figure 71) (104) qui conçut une bio prothèse évitant la poursuite d'un traitement anticoagulant.

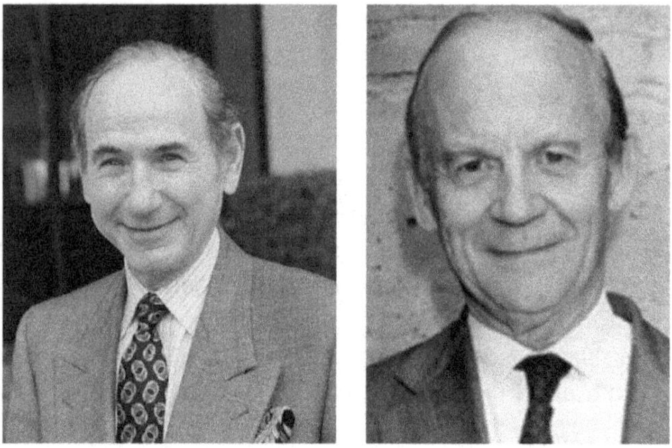

Albert Starr Alain Carpentier

Figure 71 : Les pionniers du remplacement valvulaire

Il faut rappeler qu'il existe 4 valves à l'intérieur du cœur. Deux valves séparent les oreillettes et les ventricules et deux autres séparent les ventricules des conduits efférents (Aorte et artère pulmonaire). Il existe donc au niveau de la partie gauche du cœur une valve séparant l'oreillette gauche et le ventricule gauche. C'est la valve mitrale ainsi dénommée car elle ressemble à une mitre d'évêque. (Figure72) Elle comporte un anneau fibreux à la jonction oreillette gauche et ventricule gauche. Sur cet anneau s'attachent deux feuillets (valvules) de taille inégale d'où le nom de grande valve et petite valve : la grande se replie sur la petite pour occlure l'orifice. À l'extrémité des 2 valves partent des cordages ancrés sur des piliers accrochés à la paroi ventriculaire.

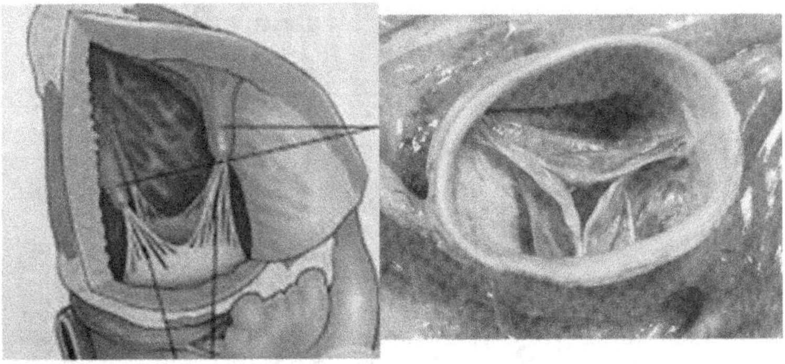

Valve Mitrale Valve Aortique

Figure 72 : Valve mitrale à G, valves sigmoïdes aortiques à D

A la sortie du ventricule gauche, la valve aortique (Figure 72) composée de 3 cupules, laisse passer le sang que le ventricule gauche envoie dans l'aorte et la conformation de cette valve empêche le sang de retourner dans le ventricule gauche. Sur le cœur droit existe aussi une valve auriculo-ventriculaire droite mais avec 3 feuillets (tricuspide) et également une valve sigmoïde entre le ventricule droit et l'artère pulmonaire.

L'histoire de la cardiologie interventionnelle coronaire incita les cardiologues à proposer la dilatation des sténoses mitrales à l'aide d'un ballon. En 1984 un cardiologue japonais Inoue(105) proposa une technique de dilatation mitrale avec un ballon particulier. Ceci inaugura la cardiologie interventionnelle valvulaire qui s'intéressa d'abord à la pathologie mitrale puis aortique.

1-Cardiologie interventionnelle valvulaire mitrale

1-1-Rétrécissement mitral(105)

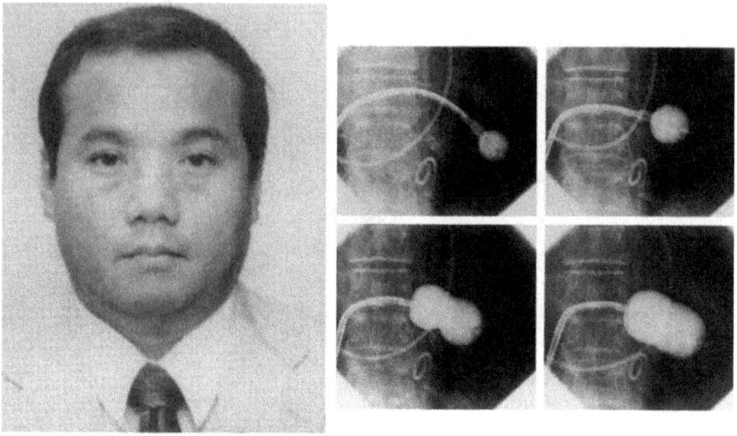

Figure 73 : Inoue et son ballon

En 1984, Inoué (Figure 73)(102) publia dans le Journal of Thoracic and Cardiovascular Surgery une nouvelle technique permettant d'effectuer une commissurotomie mitrale sans ouverture du thorax. La procédure fut réalisée avec succès chez 5 des 6 premiers patients. Le cathéter d'Inoue de grande taille (4.5 mm) porte à son extrémité distale un ballon qui à l'inflation peut avoir 4 différentes tailles (24-26-28 et 30 mm) : la taille de ce ballon est dépendante de la pression d'inflation : ce ballon comporte en son milieu une bandelette résistante. Lorsqu'il est gonflé, il se dilate d'abord à son extrémité distale puis à son extrémité proximale et enfin au milieu au niveau de la bandelette résistante qui est placée au contact de la valve mitrale dans les commissaires qui cèdent sous l'influence de la pression (Figure 73). La procédure démarre par un cathétérisme transseptal permettant l'introduction d'un guide dans l'oreillette et le ventricule gauche. Après l'élargissement de l'orifice crée au niveau du septum interauriculaire, le cathéter d'Inoué est poussé dans la pointe du ventricule gauche. Le ballon est ensuite gonflé : la partie distale se gonfle en premier puis l'investigateur tire vers l'arrière le cathéter qui est coincé par la valve mitrale et en poursuivant l'inflation la partie proximale du ballon se gonfle, isolant entre les deux ballons, la valve mitrale et en augmentant encore la pression celle-ci fait craquer les commissures mitrales : le ballon reprend une forme cylindrique et il est éjecté dans l'oreillette gauche.

Cette méthode a donné d'excellents résultats avec un élargissement complet de l'orifice mitral, la diminution immédiate de la pression auriculaire gauche, la disparition complète le plus souvent du gradient de pression entre l'oreillette et le ventricule gauche.

Une autre méthode comporte la mise en place de 2 ballons au niveau de l'orifice mitral par la voie transseptale : ces 2 ballons de 15 à 20 millimètres de diamètre lors de l'inflation assurent également une bonne ouverture de l'orifice mitral (106-108) (Figure 77).

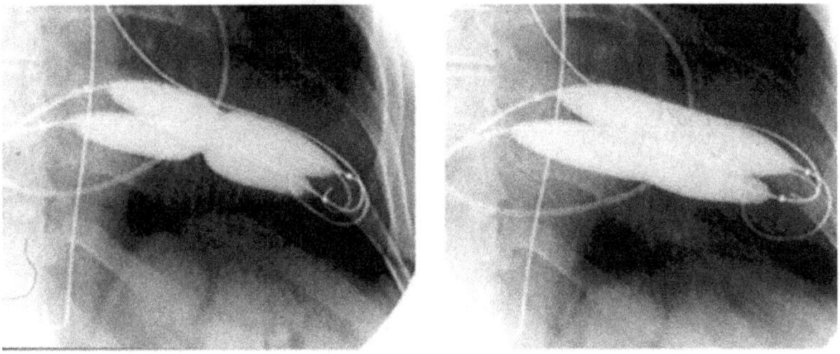

Figure 74 : Dilatation mitrale avec 2 ballons

Enfin une autre technique est caractérisée par l'insertion de 3 ballons (Technique du Trefoil balloon) de Meier. (109) (Figure 75).

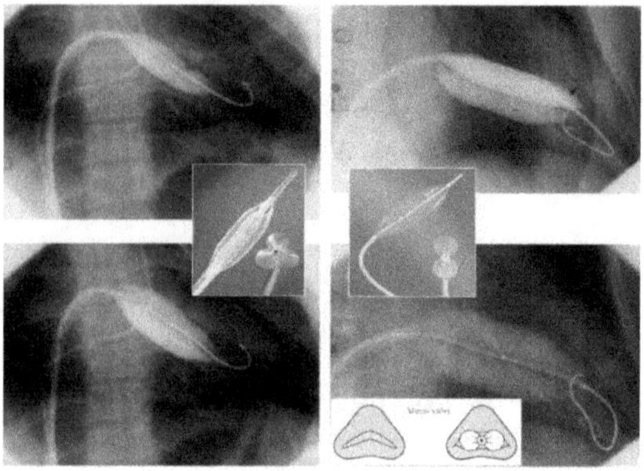

Figure 75 : Trefoil balloon de Meier

Au début des années 90, Alain Cribier(110) de Rouen qui effectuait de nombreuses séances d'initiation et de formation à la valvuloplastie mitrale en Inde réalisa qu'il était impossible aux cardiologues de ce pays d'utiliser le ballon d'Inoue à usage unique pour des dilatations de sténose mitrale rhumatismale encore fréquente dans ce pays. Ce matériel à usage unique excédait très largement les moyens des cardiologues et des patients de ce pays. Il envisagea la possibilité d'utiliser un matériel pouvant être stérilisé et donc réutilisé. Après 3 ans de recherche il trouva une compagnie de Nancy (Medicorp) et conçut un cathéter comparable au commisurotome chirurgical de Dubost (Figure 79)(111) mais miniaturisé et pouvant être introduit en percutané. La première utilisation de ce matériel fut réalisée en août 1996 avec succès (110). Durant les 5 années suivantes, un programme de formation fut organisé dans tous les pays où la sténose mitrale était encore endémique et même en l'Europe après que le marquage CEE fut obtenu. En 1998 le nombre de patients traités dans le monde dépassait 12 000. Dans beaucoup de centres asiatiques, du Moyen-Orient, d'Égypte et d'Amérique du Sud, cet outil fut utilisé en routine tandis que d'autres préféraient le réserver aux sténoses mitrales calcifiées sévères.

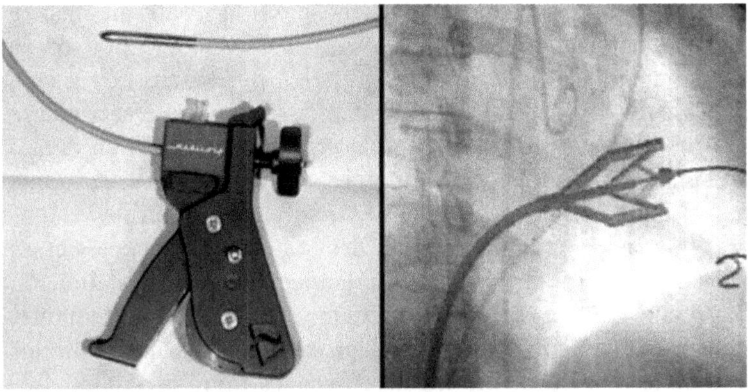

Figure 76 : Commisurotome de Cribier

Les complications de la dilatation mitrale sont rares, caractérisées essentiellement par un risque d'hémopéricarde, complication classique du cathétérisme transseptal, d'embolie due le plus souvent à un thrombus préexistant (0,5 -5 % des cas) - ou régurgitation mitrale sévère - dû à un excès de dilatation commissurale (2-19% des cas). La compilation de 18.000 procédures permet de noter une mortalité moyenne au décours de la procédure de 0.4 %. Les résultats à long terme sont satisfaisants : avec un recul de 7 à 10 ans les taux de survie sans problèmes sont, selon les séries, de 50 à 60 %. Quelques rares séries randomisant commissurotomie au ballon ou chirurgicale montrent des résultats immédiats ou lointains comparables. En Europe, Alec Vahanian à Paris a effectué en 30 ans un très grand nombre de commissurotomies mitrales et a montré les très bons résultats obtenus avec cette technique : de nos jours, la commissurotomie mitrale percutanée a pratiquement remplacé presque partout la commissurotomie chirurgicale en sachant que dans les pays du monde occidental l'éradication presque complète du rhumatisme articulaire aigu a fait disparaître les cardiopathies rhumatismales.

1-2 L'insuffisance mitrale est également une valvulopathie fréquente, souvent associée à la sténose mitrale réalisant ainsi ce que l'on appelait une maladie mitrale. Aujourd'hui on a fréquemment des insuffisances mitrales pures sans rétrécissement : celle-ci sont classées en insuffisance mitrale secondaire ou primaire : l'insuffisance mitrale primaire est due à un défaut structurel des valves, des cordages ou des piliers : c'est une insuffisance mitrale organique. Les insuffisances mitrales secondaires sont dues à une dilatation des structures adjacentes et en particulier de l'anneau mitral accompagnant une dilatation du ventricule gauche. Pendant longtemps on a considéré uniquement le traitement chirurgical adapté aux insuffisances mitrales organiques. En revanche les insuffisances mitrales secondaires ou fonctionnelles étaient abandonnées au traitement médical. Avec le développement de la cardiologie interventionnelle, de multiples solutions ont été proposées pour réduire l'insuffisance mitrale fonctionnelle ce qui a permis indiscutablement d'améliorer le pronostic des patients en insuffisance cardiaque. En ce domaine, de multiples solutions ont été proposées car la créativité et l'innovation des chercheurs et des ingénieurs sont illimitées. Nous décrirons simplement les principales techniques qui ont été proposées.

Divers outils ont exploité la proximité du sinus coronaire et la valve postérieure de la mitrale. Ces outils effectuent essentiellement une annuloplastie indirecte de l'anneau mitral raccourcissant le sinus coronaire : on a connu ainsi 3 outils : le système Monark (EdwardsLifeSciences, USA), le système Viacor (Viacor, USA) et le système Carillon (Cardiac Dimensions, USA) : ces 3 outils sont introduits par la veine jugulaire et sont poussées jusque dans le sinus coronaire : deux de ces 3 outils (Monark et Viacor) ont été abandonnés et le 3e (Carillon) est encore en cours d'évaluation :

Le système comporte un câble de nitinol avec 2 ancres aux extrémités : l'ancre distale est accrochée dans la grande veine cardiaque et l'ancre proximale dans l'ostium du sinus coronaire. La rétraction du câble compris entre ces 2 ancres réduit de 25 % l'anneau mitral et chez 50 patients, l'insuffisance mitrale a été réduite d'un ou deux grades. Il existe cependant avec cette technique indirecte d'annuloplastie, des complications nullement négligeables et en particulier la compression de l'artère circonflexe qui chemine au contact du sinus coronaire.

Des annuloplasties directes ont été proposées nécessitant des accès rétrogrades à l'oreillette ou au ventricule gauche : citons le système Mitralign, le système Recor, le système CardioBand, le système Millipede. Ces technologies utilisent une approche trans auriculaire ou trans-aortique complexe et la plupart d'entre elles sont actuellement abandonnées

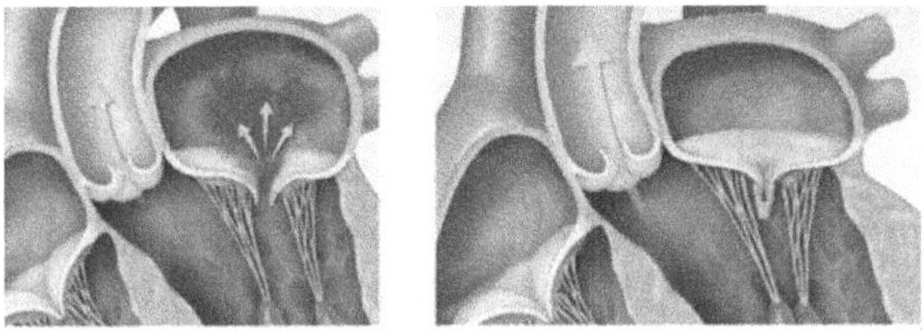

Figure 77 : Dispositif mitra clip

Actuellement le traitement percutané de l'insuffisance mitrale est dominé par le système Mitra Clip(112) il s'agit d'un guide dirigeable muni à son extrémité d'un clip détachable qui lorsqu'il est inséré sur l'extrémité distale de la valve mitrale vient transformer la valve en deux orifices distincts plus étroits que l'orifice initial. (Figure 80-81)

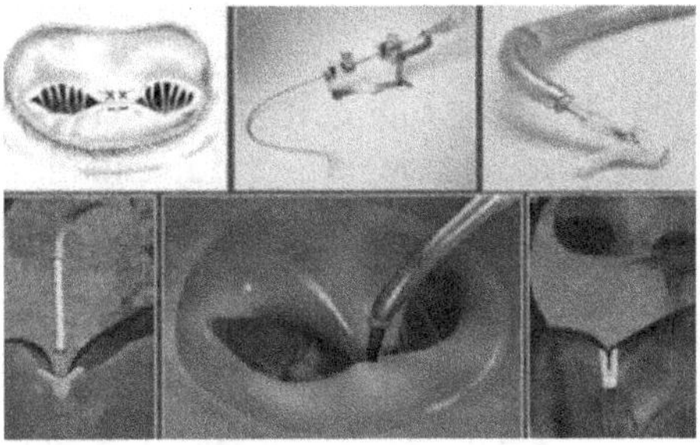

Figure 78 : implantation du mitraclip

Cette technique est basée sur le principe chirurgical de l'opération d'Alfieri : avec le Mitra clip on peut rapprocher les 2 feuillets de la valve mitrale établissant ainsi la coaptation des 2 feuillets et l'étanchéité de la valve tout en conservant une ouverture suffisante. Au début, la technique était réservée aux patients à haut risque chirurgical ou inopérables avec une insuffisance mitrale sévère et symptomatique. Diverses études ont été conduites avec le Mitra Clip et en particulier l'étude Everest-1 (113) qui a démontré une amélioration très satisfaisante des patients traités par cette technique. L'étude Everest-2, est une étude randomisée (112) qui a comparé le dispositif MitraClip à la chirurgie de remplacement valvulaire traditionnelle chez des patients avec une insuffisance mitrale sévère dégénérative. Une amélioration avec une réduction de la mortalité et du taux de régurgitation importante fut observée avec le Mitra Clip mais à un niveau inférieur aux résultats obtenus avec la chirurgie.

1-3-Cardiopathie interventionnelle valvulaire aortique

Avec l'augmentation de l'espérance de vie, des cardiopathies qui étaient peu fréquentes arrivèrent rapidement au premier plan des préoccupations cardiologiques chez le sujet âgé. Certes on connaissait le rétrécissement aortique calcifié dit de Monckeberg du sujet âgé (Figure 79). Le rétrécissement aortique est caractérisé par une fusion des 3 valvules aortiques ménageant un orifice de petite taille gênant l'expulsion du sang au sortir du ventricule gauche, avec chute du débit cardiaque, diminution de la perfusion coronaire et de la perfusion cérébrale. Pendant longtemps, cette cardiopathie est bien tolérée mais l'apparition de symptômes marque indiscutablement un tournant dans l'histoire naturelle de la maladie et laisse entrevoir une évolution défavorable variable selon les symptômes. Ainsi, on estime que l'apparition des symptômes (dyspnée d'effort,

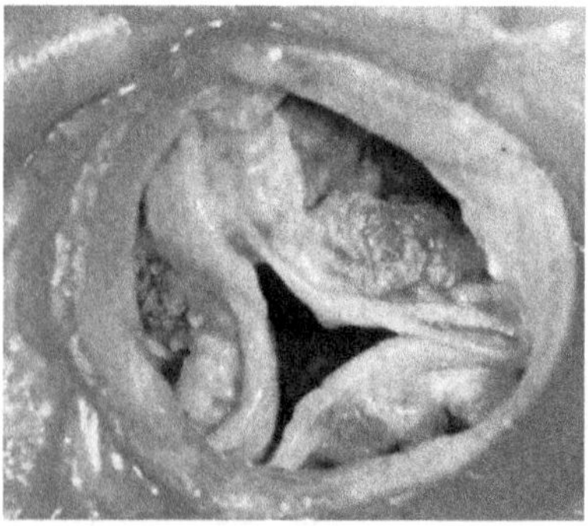

Figure 79 : Rétrécissement aortique calcifié

angor d'effort, syncope d'effort) est annonciatrice d'une issue fatale à court terme. Le seul traitement possible était de supprimer l'obstacle à la sortie du ventricule gauche, c'est-à-dire réaliser une intervention supprimant la valve rétrécie qui sera remplacée par une prothèse valvulaire. Ceci n'était pas sans problème chez les sujets âgés et même très âgés porteurs de différentes morbidités. C'est pourquoi de nombreux patients étaient récusés par les chirurgiens. C'est dans ce contexte qu'apparurent les indications compassionnelles de dilatation au ballon.

Le premier cas fut réalisé par Alain Cribier(110) le 23 septembre 1985. (Figure 80)

Il s'agissait d'une patiente de 77 ans souffrant de crises d'angor et de syncope d'effort causées par un rétrécissement aortique serré avec un gradient de pression de 90 mm Hg entre le ventricule gauche et l'aorte. En outre, elle était obèse et diabétique. Les chirurgiens avaient refusé de l'opérer contenu de son âge. C'est ainsi qu'à Alain Cribier lui proposa de dilater sa valve aortique. La procédure fut conduite par l'artère humérale dénudée. La dilatation commença avec un ballon de 8 mm puis de 10 mm et enfin de 12 mmm. Après cette dilatation, le gradient diminua à 40 mm Hg, soit une diminution de 50 % de la valeur initiale. La patiente fut très améliorée pendant 14 mois mais à cette date les symptômes réapparurent. Elle avait une resténose et eut une deuxième valvuloplastie qui l'améliora de nouveau pour deux ans. Mais elle développa 6 mois plus tard un infarctus du myocarde à topographie inférieure qui fut malheureusement fatal.

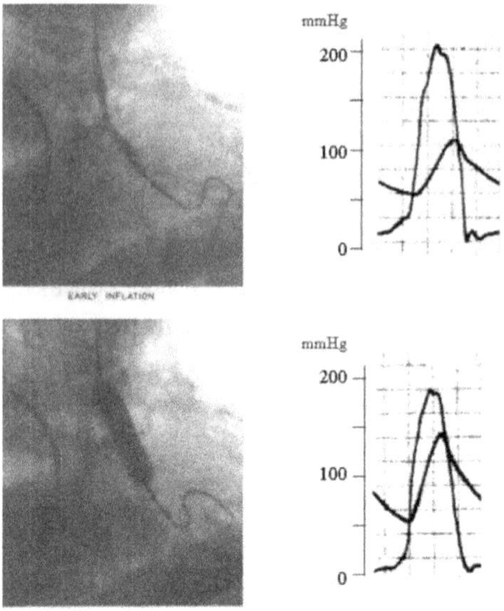

Figure 80 : Dilatation d'un Rao au ballon

Ces premiers cas suscitèrent un engouement extraordinaire et des cours furent organisés à Rouen (Figure 81). Toutefois les plus sceptiques imaginaient difficilement que l'on puisse dilater de façon durable un orifice aortique non seulement rétréci mais aussi le siège de calcifications importantes transformant la valve aortique en un véritable bloc calcaire.

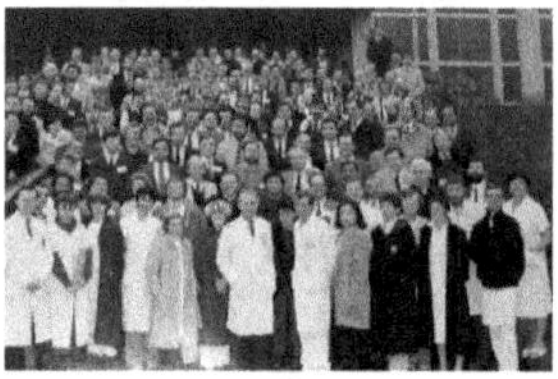

Figure 81 : Cours de formation à Rouen

L'évolution leur donna raison car dans les mois et les années qui suivirent, de nombreuses complications furent notées : diverses séries de la littérature notèrent, sur un total de 2150 patients, une mortalité hospitalière variant entre 5 et 10 %, 1 à 3 % d'accidents vasculaires cérébraux, 5 à 20 % de complications vasculaires et fréquemment une récurrence des symptômes liés à une resténose (80 % des cas à 1 an). À la fin des années 90 la plupart des équipes considéraient au mieux cette dilatation au ballonnet comme un 'bridge' vers une chirurgie de remplacement valvulaire, quand la condition initiale se serait améliorée ou abandonnèrent cette technique.

En dépit du succès que connaissait la dilatation d'une sténose aortique calcifiée avec un ballon, Alain Cribier était de plus en plus persuadé que la solution serait d'implanter par voie percutanée une valve en position aortique. Il avait noté qu'en 1965, Davies (114) avait proposé un cathéter muni d'une soupape en forme de parapluie qui pouvait être placé dans l'aorte descendante pour traiter temporairement les effets hémodynamiques fâcheux de la régurgitation aortique. Plusieurs groupes ont proposé des concepts similaires, mais ces systèmes, testés exclusivement dans des modèles animaux, n'ont jamais été appliqués à l'homme en raison de limitations techniques. Avec l'arrivée et le succès exponentiel du stenting l'intérêt pour les techniques percutanées, n'a cessé de croître. En 1992, Andersen (115) et ses collaborateurs ont signalé le premier essai chez l'animal d'une valve bio prothétique attachée à un gros stent qui pouvait être déployé avec succès dans une aorte porcine. Malgré des résultats expérimentaux encourageants, les limitations techniques ont de nouveau empêché l'application humaine. Huit ans plus tard, Bonhoeffer et ses collègues(116) ont publié l'implantation percutanée réussie d'une valve jugulaire bovine montée sur un stent chez des enfants et des jeunes adultes présentant une insuffisance de la valve pulmonaire.

Cribier était très conscient que le problème résidait dans la difficulté de maintenir ouverte de façon permanente une valve très calcifiée. Il effectua des études post mortem. Il observa qu'il pouvait élargir l'orifice aortique avec un ballon équipé d'une prothèse métallique de 23 millimètres de diamètre. Il y avait cependant un problème concernant la hauteur de l'endoprothèse qui ne devait pas excéder 14 millimètres sous peine d'obstruer les ostias coronaires comme le suggérait l'anatomopathologiste américaine Rinu Virmani.

Alain Cribier chercha alors une entreprise pour concevoir ce type d'endoprothèses. Il fut très déçu car beaucoup d'industriels refusaient de considérer cette possibilité. Beaucoup restaient sur l'échec relatif de la valvuloplastie au ballonnet et son taux élevé de resténose. Néanmoins Cribier persévéra et put convaincre 2 ingénieurs de Johnson et Johnson de s'intéresser à ce problème. Finalement, avec Martin Léon et des ingénieurs israéliens, ils fondèrent une société dénommée 'Percutaneous Valve Technology' qui prépara ce nouveau type de valve. Quelques mois plus tard avec le Dr Helene Eltchaninoff, le groupe commença à implanter des valves chez des moutons à l'Institut Montsouris à Paris. Plus de 100 animaux furent ainsi traités.

Néanmoins ces animaux avaient des valves saines et il n'était pas certain que la taille d'un gros stent puisse se maintenir une fois le ballon dégonflé. C'est pourquoi Cribier reprit les mêmes expériences sur des valves aortiques de patients décédés de rétrécissement aortique. En 1994, les premières esquisses de la future valve à implanter chez l'homme furent effectuées. Après avoir vérifié que le stent ne se rétractait pas, il chercha un patient pour réaliser la première implantation chez l'homme. C'est 8 ans plus tard que cela fut possible : l'indication fut fournie par un patient envoyé d'un hôpital de la région nord. Ce patient était dans un état catastrophique, en choc cardiogénique et avec une gangrène du membre inférieur. Les chirurgiens refusèrent d'intervenir chez ce patient à l'article de la mort. L'implantation percutanée de la valve lui fut proposée ce qu'il accepta et en avril 2002 (117) il reçut la nouvelle prothèse qui fut implantée en utilisant une voie ante grade c'est-à-dire par abord transseptal car les lésions artérielles périphériques interdisaient tout abord rétrograde aortique. Le stent fut implanté : le gradient transvalvulaire aortique disparut presque complètement (<10 mm Hg) et la surface de valve aortique augmenta à 1,7 cm^2.

Après ce premier succès, une première série de 40 patients fut réalisée et ils reçurent un modèle légèrement modifié de ce qui fut appelé ultérieurement valve Cribier-Edwards, implanté par voie antérograde. Néanmoins à partir de 2004, l'approche aortique rétrograde fut préférée car plus simple et moins risquée.

Par la suite, deux types de valves furent utilisés : 1) La valve SAPIEN (Edwards Lifesciences) qui est une bio prothèse *bovine* montée sur un stent en acier inoxydable *déployé par gonflage d'un ballon*, sous stimulation cardiaque rapide à 150/200 par minute.

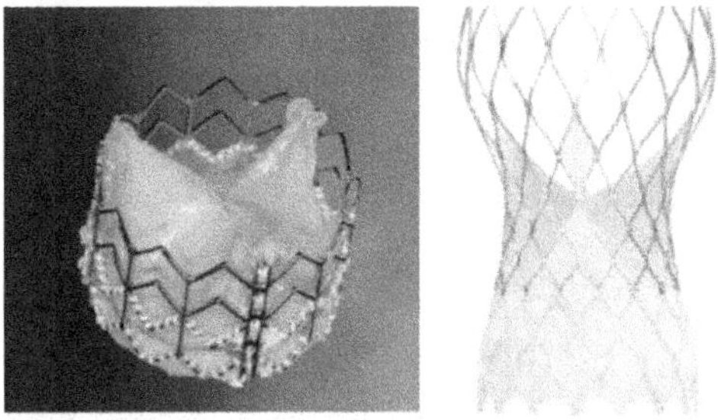

Valve Sapiens Core Valve

Figure 82 : Valves pour implantation

2) la valve CoreValve (Medtronic) C'est une bio prothèse *porcine* péricardique montée sur un stent en nitinol *auto expansible.* Il y eut de nombreuses adaptations dans les années qui suivirent.

De nombreuses implantations furent effectuées dans le monde mais c'est en 2008 que le programme PARTNER fut lancé par la firme Edwards.

La première étude (PARTNER-1) (118) était constituée de 2 groupes randomisés. Dans le groupe A la sécurité et l'efficacité du TAVI étaient comparées chez des patients à haut risque traités parallèlement par chirurgie. Les résultats à 1,2 et 3 ans montrèrent une mortalité similaire dans les 2 groupes. Toutefois il existait un nombre significativement plus important de complications vasculaires et d'accidents vasculaires cérébraux dans le groupe TAVI (Trans Aortic Valve Implantation). En revanche, il existait plus d'hémorragies après chirurgie qu'après TAVI mais les fuites para valvulaire étaient plus fréquentes dans le groupe traité par implantation percutanée de la prothèse. À 5 ans il n'existait pas de différence significative concernant la mortalité dans les 2 groupes. Aucun des 2 groupes ne permettait d'observer une détérioration structurelle de la valve. Dans le groupe B on comparait le TAVI au meilleur traitement médical possible, chez ces patients à très

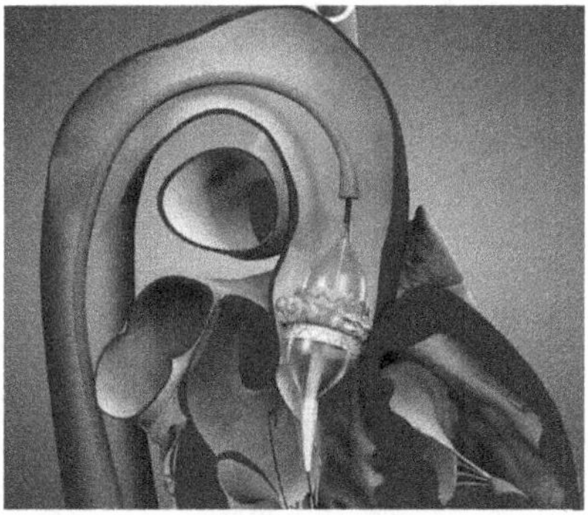

Figure 83 : Implantation d'une valve par voie rétro aortique

haut risque car ils avaient été déclarés inopérables pour des raisons anatomiques ou pour des co-morbidités sévères. On nota une réduction de la mortalité de 20 % chez les patients traités par TAVI par rapport au traitement médical.

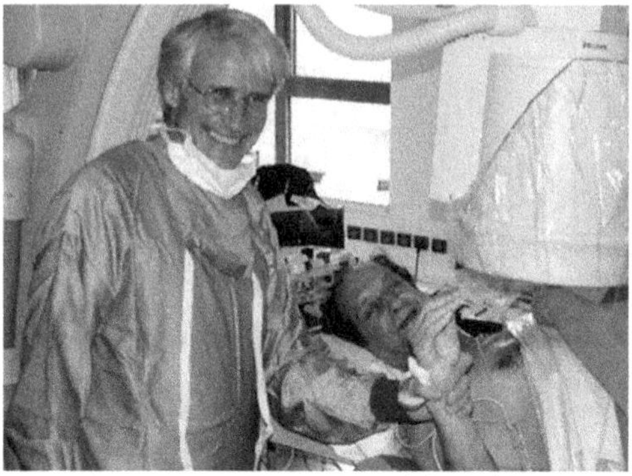
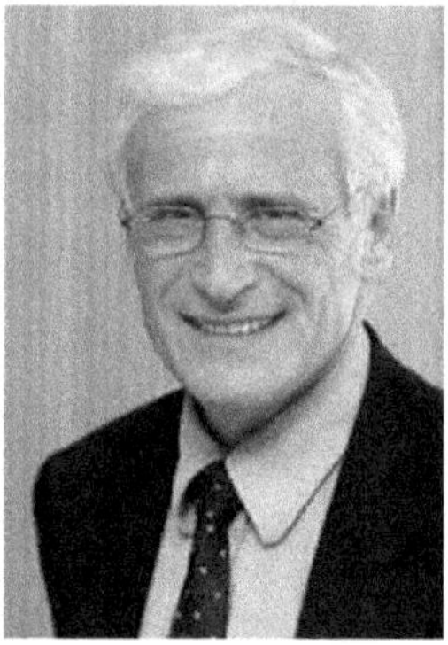

Figure 84 : Alain Cribier et premier TAVI

Au terme de cette étude, on a conclu à l'efficacité du TAVI chez les patients à haut risque chirurgical ou qui étaient inopérables. Une 2e étude Partner (PARTNER -2) (119) a été conduite pour comparer une prothèse de 2e génération à la chirurgie chez des patients qui étaient porteurs d'un rétrécissement aortique symptomatique et ayant un risque chirurgical intermédiaire. L'étude a recruté 2032 patients dans 57 centres nord-américains. Lors du recrutement, les patients étaient classés en 2 groupes : ceux dont l'état artériel permettait à priori une implantation trans fémorale et ceux où cette voie était impossible et imposait un abord transthoracique, le plus souvent par voie trans-apicale.

Les résultats à un mois, 1 an et 2 ans montrèrent un taux d'événements combiné (Décès ou AVC) similaire dans les 2 groupes. Il fut donc noté que le TAVI n'était pas inférieur au traitement chirurgical. Il est important de noter que dans le groupe de patients traités par voie trans fémorale les résultats ont été en faveur du TAVI en intention de traiter avec une réduction de 21 pour 100 du critère principal (Décès ou Accident Vasculaire Cérébral (AVC)). En revanche pour les patients traités par voie transthoracique il n'y avait pas de différence significative entre les patients implantés et les patients opérés. Moins de fuite para valvulaire chez les patients opérés mais en revanche chez les patients traités par TAVI il y avait moins d'insuffisance rénale aiguë, moins d'hémorragies sévères, moins de fibrillation auriculaire et un séjour plus court en soins intensifs. La nécessité d'implantation d'un stimulateur cardiaque dans le mois suivant la procédure était identique dans les 2 groupes. On note également que lorsque l'état vasculaire du patient le permet il était préférable utiliser la voie trans-fémorale. Le programme PARTNER comportait une 3° phase (PARTNER-3) (120) concernant des patients à bas risque : Les résultats de cette étude ont été connus en Mars 2020 : 1000 patients à bas risque (Score STS< 4 %) ont été randomisés entre traitement chirurgical et TAVI. Les résultats à 1 et 2 ans montrent la supériorité du TAVI sur le traitement chirurgical du rétrécissement aortique.

Vingt ans après la première implantation percutanée de la valve aortique (TAVI), celle-ci est en passe de devenir la première ligne de traitement à proposer aux patients porteurs d'un rétrécissement aortique symptomatique. Plus de 500.000 patients ont été traités par TAVI dans plus de 1300 centres dans le monde (dont 52 centres en France) avec en moyenne 95 % de succès.

III – CARDIOPÉDIATRIE INTERVENTIONNELLE

La fréquence des cardiopathies congénitales est de 8 pour 1000 naissances. Autrefois, 20 % seulement des cardiopathies congénitales atteignaient l'âge adulte ce qui s'est nettement amélioré et ce taux de survie se chiffre actuellement à 90 %.

Lorsque l'on recherche l'origine des premières tentatives de cardiologie interventionnelle c'est-à-dire de gestes intracardiaques réalisés par voie percutanée, on retrouve dans le domaine de la cardio pédiatrie, l'intervention de Rashkind et Miller(121) qui remonte à 1966.

1-L'atrio-septostomie de Raschkind (1966)

Cette technique est réalisée chez des nouveau-nés présentant une transposition des gros vaisseaux. Il s'agit d'une malformation congénitale caractérisée par une inversion de l'aorte et de l'artère pulmonaire à la sortie du cœur. Brièvement, l'aorte qui est normalement placée à gauche et qui évacue le sang oxygéné du ventricule gauche est placée à droite et reçoit le sang du ventricule droit, non oxygéné. Inversement, le conduit qui est placé à droite et qui évacue le ventricule droit est placé à gauche et évacue le ventricule droit non oxygéné. Le bébé est donc cyanosé et a une 'maladie bleue'. William Raschkind (121) (Figure 85) imagina de créer un orifice dans la cloison interauriculaire et donc de réinjecter du sang oxygéné. Dans ce but il monta un cathéter muni d'un ballon gonflable qui fut poussé à travers le foramen ovale, c'est-à-dire une partie de la cloison interauriculaire. En poussant cette porte, le ballon fut gonflé puis retiré déchirant donc la cloison

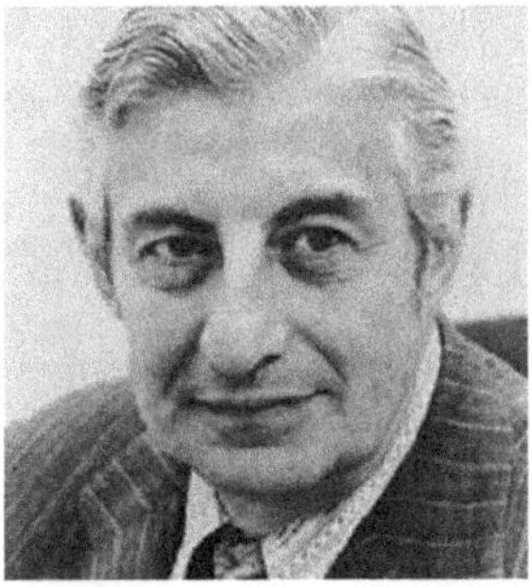

Figure 85 : William Rashkind

entre les deux oreillettes. Le sang oxygéné de l'oreillette gauche revenait ainsi dans le ventricule droit et donc dans l'aorte transposée. Cette technique permet d'attendre une correction chirurgicale ultérieure. Elle a été très largement utilisée dans le monde.

2-La fermeture du canal artériel (1967) (7)

Le canal artériel est un conduit qui relie l'aorte à l'artère pulmonaire pendant la vie fœtale. Normalement à la naissance, ce conduit se ferme spontanément. La persistance du canal artériel (1/2000 enfants) est pathologique et crée un shunt artérioveineux : Il ne donne pas de cyanose puisque le sang reste correctement oxygéné. Néanmoins il convient de fermer ce shunt qui après plusieurs mois d'évolution peut donner de l'hypertension artérielle pulmonaire et surtout, il peut être le point d'appel à une endocardite bactérienne. Il convient donc de fermer ce conduit et ceci était autrefois effectué par une ligature chirurgicale qui nécessitait bien évidemment une thoracotomie. En 1967 Werner Porstmann (7) (Figure 86) a rapporté la fermeture d'un canal artériel sans thoracotomie. Il utilisa une sorte d'ombrelle portée par un cathéter qui était ancrée dans le canal artériel.

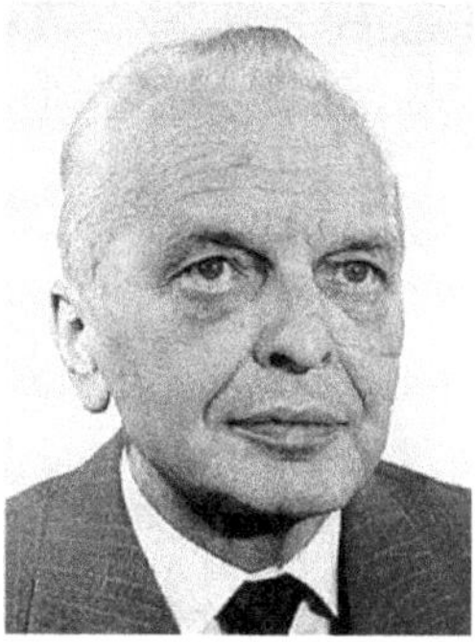
Figure 86 :
Dr Werner Portsmann

La technique fut améliorée par Rashkind et fut complétée par l'utilisation de divers outils : 'Cook détachable coil', 'Amplatzer duct occluder (version 1 : ADO I ', ou amélioré ADO2)

3-Fermeture d'une communication auriculaire ou ventriculaire

10 % des patients avec une cardiopathie congénitale ont une communication inter-auriculaire. Il existe 3 types de communication inter auriculaire : dans 80 % des cas il s'agit d'un type ostium secundum c'est-à-dire localisé à la place de la fosse ovale ; dans 15 % des cas il s'agit d'un ostium primum qui se situe dans la partie basse du septum inter auriculaire près de la valve auriculoventriculaire et s'accompagne assez fréquemment d'une insuffisance de cette valve ; enfin dans 5 pour 100 des cas la communication inter auriculaire est associée à un retour veineux anormal (sinus venosus). La communication inter auriculaire est plus fréquente chez la femme que chez l'homme. Les petites communications ont pu être négligées mais le plus souvent il est recommandé de fermer cette communication entre les 2 cavités auriculaires. Autre fois, la fermeture était chirurgicale et consistait essentiellement en une suture approchant les 2 bords de la communication qui ne prend que quelques minutes au chirurgien ; le problème c'est que cette fermeture se faisait à cœur ouvert sous circulation extracorporelle : ceci suppose une ouverture du thorax par sternotomie médiane verticale laissant une cicatrice assez disgracieuse chez une jeune femme ou une jeune fille.
En 1974, King et Mills (122) publièrent un article rapportant la fermeture non chirurgicale d'une communication interauriculaire chez une jeune fille de 17 ans à la clinique Oschner de La Nouvelle-Orléans. La taille de la communication fut déterminée par la mesure du diamètre d'un gros ballon rempli de produit de contraste. Après avoir mesuré sa taille, le defect septal fut fermé par un cathéter introduit par voie veineuse, ayant à son extrémité une double ombrelle détachable.
Ultérieurement furent présentés différents systèmes presque tous basés sur le principe d'un rivet placé à cheval sur la communication et en particulier le 'Amplatzer Septal Occluder'. Toutes ses implantations se font sous le contrôle d'une échographie trans œsophagienne et sont réalisées avec 98 % de succès.

Il convient dans ce domaine de citer le nom de Kurt Amplatz, pionnier de la cardiologie interventionnelle et aussi un créateur remarquable de nombreux outils de cette discipline. (Figure 87)

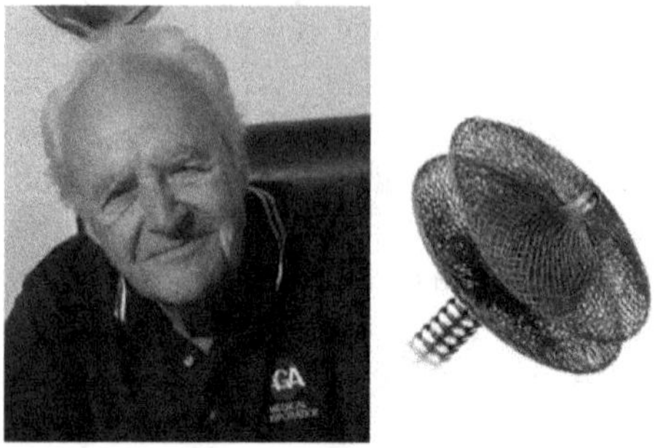

Figure 87 : Dr Kurt Amplatz et l'Amplatzer Septal Occluder

Il existe aussi des outils pour clore une communication interventriculaire congénitale. Lorsque celle-ci est acquise par exemple comme complication d'un infarctus septal, l'intervention est plus risquée.

4-Dilatation d'une Sténose valvulaire pulmonaire

C'est une malformation relativement fréquente caractérisée par une fusion des commissures de la valve sigmoïde pulmonaire aboutissant le plus souvent à une sorte de dôme percé d'un orifice central. Sa présence est facilement reconnue chez l'enfant ou l'adolescent en raison d'un souffle systolique intense perçu au 3e /4e espace intercostal gauche. L'électrocardiogramme montre des signes typiques d'hypertrophie ventriculaire droite L'échographie ou le cathétérisme permettent de noter un gradient notable entre le ventricule droit et l'artère pulmonaire. Cette anomalie a été l'une des premières à faire l'objet d'une intervention chirurgicale *à cœur fermé* : Brock (123) réalisa en 1948 une valvulotomie chez 3 jeunes filles présentant cette sténose. En 1982 Kan et coll. (124) (Figure 88) rapportèrent le premier cas

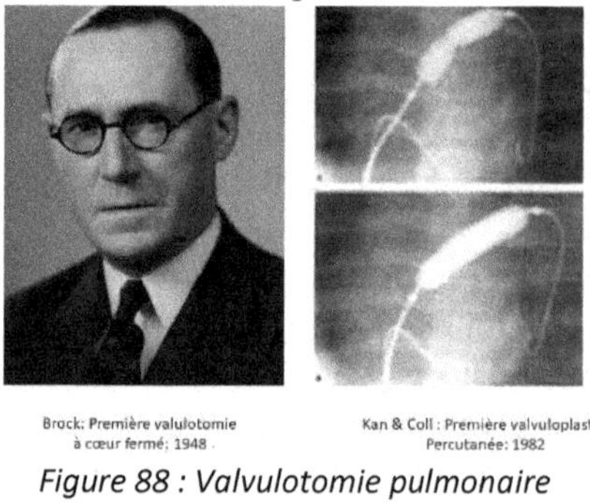

Brock: Première valulotomie à cœur fermé: 1948

Kan & Coll : Première valvuloplastie Percutanée: 1982

Figure 88 : Valvulotomie pulmonaire chirurgicale et percutanée

de dilatation d'une sténose valvulaire pulmonaire avec un ballon de dilatation. Cette méthode percutanée offre dans la grande majorité des cas d'excellents résultats avec disparition du gradient. On peut noter rarement, une insuffisance de la valve pulmonaire.

5-Coarctation de l'aorte

Il s'agit d'un rétrécissement de l'isthme aortique un peu en dessous de la jonction entre la partie horizontale et la partie verticale descendante de la crosse de l'aorte. Cette maladie crée une hypertension artérielle au niveau des membres supérieurs et de la tête. Elle peut être l'objet de nombreuses complications et en particulier d'hémorragie cérébrale comme dans toute hypertension artérielle sévère. En 1944 Crawford (125)(Figure 89) réalisa pour la première fois le traitement chirurgical d'une coarctation isolée.

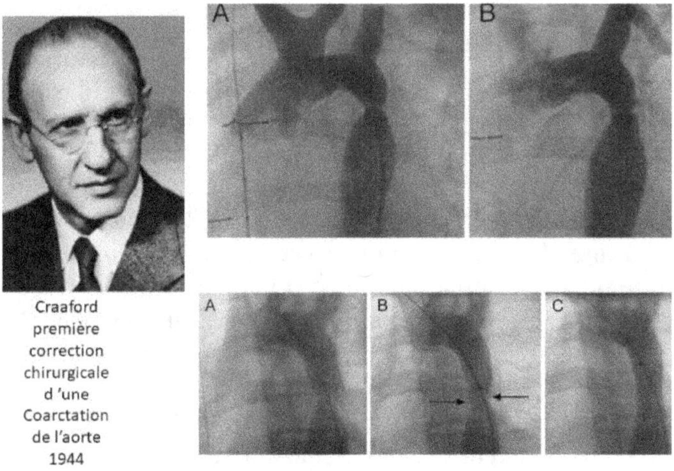

Figure 89 : Résection et dilatation d'une coarctation de l'aorte

Naturellement, comme dans beaucoup d'autres situations, la coarctation a fait l'objet de tentatives de dilatation : la première fut réalisée en 1982 par Lababidi (126) et 11 ans plus tard la pose d'un stent fut réalisée par Redington (127) en 1993. (Figure 89). Cette dernière technique est remarquablement efficace mais ne peut pas être employée chez les jeunes enfants compte tenu de la modification du calibre de l'aorte avec l'âge. Le plus souvent il est conseillé chez les jeunes enfants de faire simplement une dilatation et ultérieurement une implantation de stent à l'âge adulte. Ce traitement est également limité dans les cas de long rétrécissement par hypoplasie de l'aorte.

6-Implantation percutanée d'une valve dans l'artère pulmonaire

En 1996 les cardiopédiatres(128) travaillant à l'hôpital Necker Enfants Malades (Paris) avaient implanté un certain nombre de stents chez les jeunes patients ayant fait l'objet d'intervention sur la région sous- valvulaire de l'artère pulmonaire. Ils avaient observé la survenue de dysfonctionnements valvulaires fréquents compromettant le résultat initial. En particulier ils reçurent un jeune patient de 14 ans qui après un succès initial d'une intervention pour cardiopathie congénitale présentait une dilatation importante du ventricule droit dû à une insuffisance de la valve pulmonaire. À la même époque Philip Bonhoeffer(116), fut invité à une réunion où il put assister à une procédure avec un stent couvert. De la naquit l'idée d'habiller un stent avec une valve pulmonaire. Avec ses collaborateurs, il commença avec une valve pulmonaire de porc mais il était très difficile de séparer la valve de la masse musculaire adjacente. Ils essayèrent d'utiliser des valves de cadavres prélevés à l'autopsie mais ces tentatives échouèrent. Le problème fut résolu grâce à Patrick Vouhé, chirurgien à l'hôpital Necker qui leur conseilla d'utiliser une valve située sur la jugulaire de bœuf. Simultanément une jeune compagnie s'intéressant aux outils de cardio pédiatrie préparât un stent fait de platine et iridium. En mai 1999, ils préparèrent un stent de 34 millimètres de long avec à l'intérieur la valve prélevée sur la veine jugulaire d'une vache. (Figure 90).

Ils eurent la bonne surprise de constater que cette valve avait gardé ses propriétés en dépit de son étirement sur la prothèse métallique. La première implantation animale fut programmée pour septembre 1999. Le cathéter avec la prothèse fut introduit par la veine jugulaire de l'animal mais les expérimentateurs eurent beaucoup de difficultés à lui faire prendre le virage du ventricule droit pour remonter vers la chambre de chasse et l'artère pulmonaire. Il fallut modifier le cathéter et en novembre 1999 (116) il fut possible de délivrer le stent et la bio prothèse en bonne et due place.

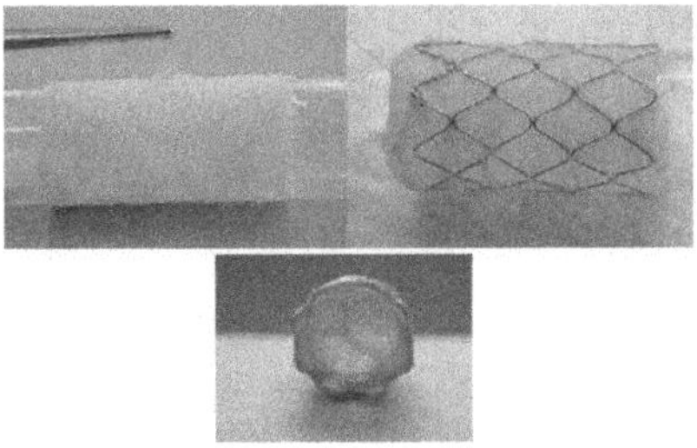

Figure 90 : Valve de Bonhoeffer

Au cours des 11 expérimentations suivantes, 4 d'entre elles échouèrent. Un contact fut pris avec une autre compagnie (Venpro) qui put obtenir toutes les autorisations nécessaires pour un essai humain. Pour cet essai inaugural, 3 patients furent retenus mais seulement l'un d'entre eux fit l'objet d'une implantation avec succès (Figure 91). À la fin de 2001, Philippe Bonhoeffer quitta Paris pour gagner Londres. Il fallut encore un an pour obtenir les autorisations au Royaume-Uni et cet intervalle fut mis à profit pour améliorer le système et la

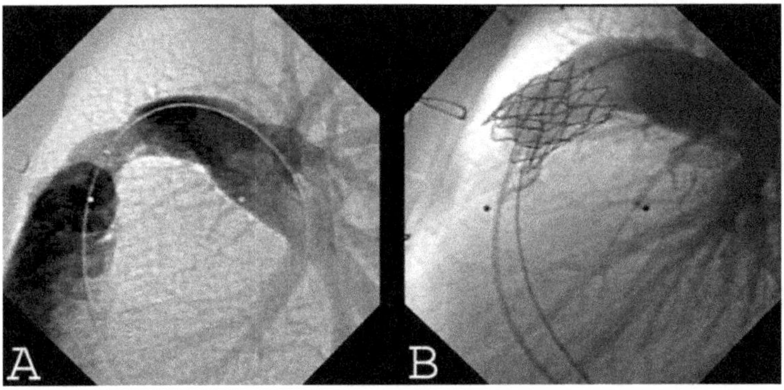

Figure 91 : Implantion percutanée d'une valve en position pulmonaire

technique. Finalement fut retenu un système dénommé Melody créé par Medtronic correspondant à un segment de veine jugulaire avec la valve suturée à l'intérieur d'un stent de 34 millimètres de long et contrainte sur un cathéter réduisant son calibre à 6 mm avant d'être déployé à une taille de 22 mm. Ultérieurement, de nombreux cas furent traités avec cette technique qui est maintenant appliquée avec succès aux jeunes patients ayant fait l'objet d'une intervention pour réparation d'une cardiopathie congénitale complexe et qui gardent un dysfonctionnement important de la chambre de chasse du ventricule droit et de la valve pulmonaire. (129). Une fois encore, cette expérience illustre le long cheminement entre l'imagination, l'innovation, la conception, la création et le développement d'une nouvelle technique.

IV – CONCLUSIONS

Les maladies cardiovasculaires restent l'une des principales causes de mortalité dans le monde. Dans certains pays occidentaux, elles sont devenues la seconde cause de mortalité, juste après le cancer, en raison des progrès extraordinaires accomplis en cardiologie. En effet, au cours des cinquante dernières années, la cardiologie a fait plus de progrès que pendant les siècles précédents. Ces progrès ont été effectués dans différents domaines : le principal a été la prévention cardiovasculaire avec la modification de l'hygiène de vie, comprenant la diététique, l'exercice physique, la suppression de certaines addictions (tabac) et les progrès incessants de la pharmacothérapie (Statines, anticoagulants, antiagrégants plaquettaires, bétabloquants et inhibiteurs de l'inhibiteur de l'enzyme de conversion).

Des progrès incroyables ont été accomplis dans l'imagerie cardiovasculaire : échographie, coronarographie, scanner, imagerie par résonance magnétique nucléaire et la numérisation.

La chirurgie cardiovasculaire a aussi effectué des progrès stupéfiants dans le domaine des pontages coronaires, des remplacements valvulaires et même de la transplantation cardiaque. Cependant, depuis un peu plus de 40 ans, la chirurgie a été peu à peu, supplantée par des techniques dites percutanées, c'est à dire ne nécessitant pas d'ouverture du thorax.

Celles-ci constituent la cardiologie interventionnelle, très appréciée des patients car remplaçant une méthode chirurgicale extrêmement agressive par des techniques peu invasives et permettant des traitements ambulatoires. Nous avons relaté dans ce livre, l'histoire et l'évolution de ces techniques car il est important de se rappeler que chacune résulte de la créativité, de l'ingéniosité, de la persévérance des cardiologues, des ingénieurs et des techniciens pour arriver à ce degré de sécurité et d'efficacité qu'on leur reconnaît aujourd'hui.

On a pu dire que ceux qui ignorent l'histoire sont condamnés à la répéter…….

Ce livre est dédié à ceux qui ont contribué à cette importante évolution.

Bibliographie

1. Arnulf G. Methodical arteriography of the coronary vessels using acetylcholine]. Arch Mal Cœur Vaiss. 1959;52:1121-39.
2. Nordenstrom B. Contrast examination of the cardiovascular system during increased intrabronchial pressure. Acta Radiol Suppl. 1960;200:1-110.
3. Sones FM, Jr. Cine-coronary arteriography. Ohio State Med J. 1962;58:1018-9.
4. Favaloro RG, Effler DB, Groves LK, Sones FM, Jr., Fergusson DJ. Myocardial revascularization by internal mammary artery implant procedures. Clinical experience. J Thorac Cardiovasc Surg. 1967;54(3):359-70.
5. Gruntzig A. Transluminal dilatation of coronary-artery stenosis. Lancet. 1978;1(8058):263.
6. Dotter CT, Judkins MP. Transluminal Treatment of Arteriosclerotic Obstruction. Description of a New Technic and a Preliminary Report of Its Application. Circulation. 1964;30:654-70.
7. Porstmann W, Wierny L, Warnke H. Closure of persistent ductus arteriosus without thoracotomy. Ger Med Mon. 1967;12(6):259-61.
8. Gruntzig A, Schneider HJ. [The percutaneous dilatation of chronic coronary stenoses--experiments and morphology]. Schweiz Med Wochenschr. 1977;107(44):1588.
9. Gruntzig AR, Senning A, Siegenthaler WE. Nonoperative dilatation of coronary-artery stenosis: percutaneous transluminal coronary angioplasty. N Engl J Med. 1979;301(2):61-8.
10. Hartzler GD. Percutaneous transluminal coronary angioplasty in multivessel disease. Cathet Cardiovasc Diagn. 1983;9(6):537-41.
11. Simpson JB, Baim DS, Robert EW, Harrison DC. A new catheter system for coronary angioplasty. Am J Cardiol. 1982;49(5):1216-22.

12. Seldinger SI. Catheter replacement of the needle in percutaneous arteriography; a new technique. Acta radiol. 1953;39(5):368-76.
13. Kaltenbach M. The long wire technique--a new technique for steerable balloon catheter dilatation of coronary artery stenoses. Eur Heart J. 1984;5(12):1004-9.
14. Kaltenbach M. [New technic for guidable balloon dilatation of coronary vessel stenoses]. Z Kardiol. 1984;73(11):669-73.
15. Bonzel T, Wollschlager H, Kasper W, Meinertz T, Just H. The sliding rail system (monorail): description of a new technique for intravascular instrumentation and its application to coronary angioplasty. Z Kardiol. 1987;76 Suppl 6:119-22.
16. Simpson JB, Selmon MR, Robertson GC, Cipriano PR, Hayden WG, Johnson DE, et al. Transluminal atherectomy for occlusive peripheral vascular disease. Am J Cardiol. 1988;61(14):96G-101G.
17. Topol EJ, Leya F, Pinkerton CA, Whitlow PL, Hofling B, Simonton CA, et al. A comparison of directional atherectomy with coronary angioplasty in patients with coronary artery disease. The CAVEAT Study Group. N Engl J Med. 1993;329(4):221-7.
18. Holmes DR, Jr., Topol EJ, Califf RM, Berdan LG, Leya F, Berger PB, et al. A multicenter, randomized trial of coronary angioplasty versus directional atherectomy for patients with saphenous vein bypass graft lesions. CAVEAT-II Investigators. Circulation. 1995;91(7):1966-74.
19. Simonton CA, Leon MB, Baim DS, Hinohara T, Kent KM, Bersin RM, et al. 'Optimal' directional coronary atherectomy: final results of the Optimal Atherectomy Restenosis Study (OARS). Circulation. 1998;97(4):332-9.
20. Baim DS, Cutlip DE, Sharma SK, Ho KK, Fortuna R, Schreiber TL, et al. Final results of the Balloon vs Optimal Atherectomy Trial (BOAT). Circulation. 1998;97(4):322-31.
21. Tsuchikane E, Sumitsuji S, Awata N, Nakamura T, Kobayashi T, Izumi M, et al. Final results of the STent versus directional coronary Atherectomy Randomized Trial (START). J Am Coll Cardiol. 1999;34(4):1050-7.

22. Sketch MH, Jr., Phillips HR, Lee MM, Stack RS. Coronary transluminal extraction-endarterectomy. J Invasive Cardiol. 1991;3(1):13-8.
23. Hansen DD, Auth DC, Hall M, Ritchie JL. Rotational endarterectomy in normal canine coronary arteries: preliminary report. J Am Coll Cardiol. 1988;11(5):1073-7.
24. Ahn SS, Auth D, Marcus DR, Moore WS. Removal of focal atheromatous lesions by angioscopically guided high-speed rotary atherectomy. Preliminary experimental observations. J Vasc Surg. 1988;7(2):292-300.
25. Zacca NM, Raizner AE, Noon GP, Short D, 3rd, Weilbaecher D, Gotto A, Jr., et al. Treatment of symptomatic peripheral atherosclerotic disease with a rotational atherectomy device. Am J Cardiol. 1989;63(1):77-80.
26. Fourrier JL, Bertrand ME, Auth DC, Lablanche JM, Gommeaux A, Brunetaud JM. Percutaneous coronary rotational angioplasty in humans: preliminary report. J Am Coll Cardiol. 1989;14(5):1278-82.
27. Reifart N, Vandormael M, Krajcar M, Gohring S, Preusler W, Schwarz F, et al. Randomized comparison of angioplasty of complex coronary lesions at a single center. Excimer Laser, Rotational Atherectomy, and Balloon Angioplasty Comparison (ERBAC) Study. Circulation. 1997;96(1):91-8.
28. Vallbracht C, Prignitz I, Liermann D, Roth FJ, Kollath J, Beinborn W, et al. [Rotation angioplasty--clinical experiences in 83 patients with chronic arterial vascular occlusion]. Herz. 1989;14(1):39-42.
29. Kaltenbach M, Vallbracht C, Hartmann A. [Recanalization of chronically obstructed coronary vessels using ROTACS (low-speed rotational angioplasty. Early and long-term results in 152 patients following unsuccessful conventional angioplasty]. Fortschr Med. 1991;109(16):331-6, 40.
30. Macruz R, Martins JR, Tupinamba Ada S, Lopes EA, Vargas H, Pena AF, et al. [Therapeutic possibilities of the laser beam in atheromas]. Arq Bras Cardiol. 1980;34(1):9-12.
31. Lee G, Ikeda RM, Stobbe D, Ogata C, Chan MC, Seckinger DL, et al. Effects of laser irradiation on human thrombus: demonstration of a linear dissolution-dose relation

between clot length and energy density. Am J Cardiol. 1983;52(7):876-7.
32. Abela GS, Normann S, Cohen D, Feldman RL, Geiser EA, Conti CR. Effects of carbon dioxide, Nd-YAG, and argon laser radiation on coronary atheromatous plaques. Am J Cardiol. 1982;50(6):1199-205.
33. Choy DS, Stertzer S, Rotterdam HZ, Sharrock N, Kaminow IP. Transluminal laser catheter angioplasty. Am J Cardiol. 1982;50(6):1206-8.
34. Grundfest WS, Litvack F, Forrester JS, Goldenberg T, Swan HJ, Morgenstern L, et al. Laser ablation of human atherosclerotic plaque without adjacent tissue injury. J Am Coll Cardiol. 1985;5(4):929-33.
35. Bittl JA. Clinical results with excimer laser coronary angioplasty. Semin Interv Cardiol. 1996;1(2):129-34.
36. Litvack F, Eigler N, Margolis J, Rothbaum D, Bresnahan JF, Holmes D, et al. Percutaneous excimer laser coronary angioplasty: results in the first consecutive 3,000 patients. The ELCA Investigators. J Am Coll Cardiol. 1994;23(2):323-9.
37. Appelman YE, Koolen JJ, Piek JJ, Redekop WK, de Feyter PJ, Strikwerda S, et al. Excimer laser angioplasty versus balloon angioplasty in functional and total coronary occlusions. Am J Cardiol. 1996;78(7):757-62.
38. Spears JR, James LM, Leonard BM, Sinclair IN, Jenkins RD, Motamedi M, et al. Plaque-media rewelding with reversible tissue optical property changes during receptive cw Nd:YAG laser exposure. Lasers Surg Med. 1988;8(5):477-85.
39. Slager CJ, Essed CE, Schuurbiers JC, Bom N, Serruys PW, Meester GT. Vaporization of atherosclerotic plaques by spark erosion. J Am Coll Cardiol. 1985;5(6):1382-6.
40. Slager CJ, Meester GT, Phaff AC, Schuurbiers JC, Essed CE. Plaque reduction in arteries by spark erosion. Eur Heart J. 1988;9 Suppl C:21-4.
41. Fogarty TJ, Kinney TB. Intraoperative coronary artery balloon-catheter dilatation. Am Heart J. 1984;107(4):845-51.
42. Fogarty TJ, Kinney TB, Finn JC. Current status of dilatation catheters and guiding systems. Am J Cardiol. 1984;53(12):97C-101C.

43. Siegel RJ, Fishbein MC, Forrester J, Moore K, DeCastro E, Daykhovsky L, et al. Ultrasonic plaque ablation. A new method for recanalization of partially or totally occluded arteries. Circulation. 1988;78(6):1443-8.
44. Hamm CW, Reimers J, Koster R, Terres W, Stiel GM, Koschyk DH, et al. Coronary ultrasound thrombolysis in a patient with acute myocardial infarction. Lancet. 1994;343(8897):605-6.
45. Barath P, Fishbein MC, Vari S, Forrester JS. Cutting balloon: a novel approach to percutaneous angioplasty. Am J Cardiol. 1991;68(11):1249-52.
46. Mauri L, Bonan R, Weiner BH, Legrand V, Bassand JP, Popma JJ, et al. Cutting balloon angioplasty for the prevention of restenosis: results of the Cutting Balloon Global Randomized Trial. Am J Cardiol. 2002;90(10):1079-83.
47. Hueb WA, Bellotti G, de Oliveira SA, Arie S, de Albuquerque CP, Jatene AD, et al. The Medicine, Angioplasty or Surgery Study (MASS): a prospective, randomized trial of medical therapy, balloon angioplasty or bypass surgery for single proximal left anterior descending artery stenoses. J Am Coll Cardiol. 1995;26(7):1600-5.
48. Taggart DP. The RITA trial. Lancet. 1993;341(8851):1020.
49. Henderson RA, Pocock SJ, Sharp SJ, Nanchahal K, Sculpher MJ, Buxton MJ, et al. Long-term results of RITA-1 trial: clinical and cost comparisons of coronary angioplasty and coronary-artery bypass grafting. Randomised Intervention Treatment of Angina. Lancet. 1998;352(9138):1419-25.
50. Rodriguez A, Boullon F, Perez-Balino N, Paviotti C, Liprandi MI, Palacios IF. Argentine randomized trial of percutaneous transluminal coronary angioplasty versus coronary artery bypass surgery in multivessel disease (ERACI): in-hospital results and 1-year follow-up. ERACI Group. J Am Coll Cardiol. 1993;22(4):1060-7.
51. Rodriguez A, Mele E, Peyregne E, Bullon F, Perez-Balino N, Liprandi MI, et al. Three-year follow-up of the Argentine Randomized Trial of Percutaneous Transluminal Coronary Angioplasty Versus Coronary Artery Bypass Surgery

in Multivessel Disease (ERACI). J Am Coll Cardiol. 1996;27(5):1178-84.
52. Hamm CW, Reimers J, Ischinger T, Rupprecht HJ, Berger J, Bleifeld W. A randomized study of coronary angioplasty compared with bypass surgery in patients with symptomatic multivessel coronary disease. German Angioplasty Bypass Surgery Investigation (GABI). N Engl J Med. 1994;331(16):1037-43.
53. King SB, 3rd, Lembo NJ, Weintraub WS, Kosinski AS, Barnhart HX, Kutner MH, et al. A randomized trial comparing coronary angioplasty with coronary bypass surgery. Emory Angioplasty versus Surgery Trial (EAST). N Engl J Med. 1994;331(16):1044-50.
54. Five-year clinical and functional outcome comparing bypass surgery and angioplasty in patients with multivessel coronary disease. A multicenter randomized trial. Writing Group for the Bypass Angioplasty Revascularization Investigation (BARI) Investigators. JAMA. 1997;277(9):715-21.
55. First-year results of CABRI (Coronary Angioplasty versus Bypass Revascularisation Investigation). CABRI Trial Participants. Lancet. 1995;346(8984):1179-84.
56. Serruys PW, Unger F, Sousa JE, Jatene A, Bonnier HJ, Schonberger JP, et al. Comparison of coronary-artery bypass surgery and stenting for the treatment of multivessel disease. N Engl J Med. 2001;344(15):1117-24.
57. Rodriguez A, Rodriguez Alemparte M, Baldi J, Navia J, Delacasa A, Vogel D, et al. Coronary stenting versus coronary bypass surgery in patients with multiple vessel disease and significant proximal LAD stenosis: results from the ERACI II study. Heart. 2003;89(2):184-8.
58. Serruys PW, Morice MC, Kappetein AP, Colombo A, Holmes DR, Mack MJ, et al. Percutaneous coronary intervention versus coronary-artery bypass grafting for severe coronary artery disease. N Engl J Med. 2009;360(10):961-72.
59. Rathore S, Matsuo H, Terashima M, Kinoshita Y, Kimura M, Tsuchikane E, et al. Procedural and in-hospital outcomes after percutaneous coronary intervention for chronic total occlusions of coronary arteries 2002 to 2008: impact of

novel guidewire techniques. JACC Cardiovasc Interv. 2009;2(6):489-97.
60. Group BDS, Frye RL, August P, Brooks MM, Hardison RM, Kelsey SF, et al. A randomized trial of therapies for type 2 diabetes and coronary artery disease. N Engl J Med. 2009;360(24):2503-15.
61. Kapur A, Hall RJ, Malik IS, Qureshi AC, Butts J, de Belder M, et al. Randomized comparison of percutaneous coronary intervention with coronary artery bypass grafting in diabetic patients. 1-year results of the CARDia (Coronary Artery Revascularization in Diabetes) trial. J Am Coll Cardiol. 2010;55(5):432-40.
62. Kamalesh M, Sharp TG, Tang XC, Shunk K, Ward HB, Walsh J, et al. Percutaneous coronary intervention versus coronary bypass surgery in United States veterans with diabetes. J Am Coll Cardiol. 2013;61(8):808-16.
63. Farkouh ME, Domanski M, Sleeper LA, Siami FS, Dangas G, Mack M, et al. Strategies for multivessel revascularization in patients with diabetes. N Engl J Med. 2012;367(25):2375-84.
64. DeWood MA, Spores J, Notske R, Mouser LT, Burroughs R, Golden MS, et al. Prevalence of total coronary occlusion during the early hours of transmural myocardial infarction. N Engl J Med. 1980;303(16):897-902.
65. Verstraete M, Vermylen C, Amery A, Vermylen J. [The administration of streptokinase therapy]. Z Gesamte Inn Med. 1965;20(23):712-6.
66. Chazov EI. [Plasmin and streptokinase in the treatment of myocardial infarction]. Z Gesamte Inn Med. 1965;20(23):727-30.
67. Chazov EI, Matveeva LS, Mazaev AV, Sargin KE, Sadovskaia GV, Ruda MI. [Intracoronary administration of fibrinolysin in acute myocardial infarct]. Ter Arkh. 1976;48(4):8-19.
68. Rentrop P, Blanke H, Karsch KR, Wiegand V, Kostering H, Rahlf G, et al. [Reopening of infarct-occluded vessel by transluminal recanalisation and intracoronary streptokinase application (author's transl)]. Dtsch Med Wochenschr. 1979;104(41):1438-40.

69. Rentrop P, Blanke H, Wiegand V, Karsch KR. [Recanalization by catheter of the occluded artery after acute myocardial infarction (transluminal recanalization (author's transl)]. Dtsch Med Wochenschr. 1979;104(40):1401-5.
70. Rentrop KP, Blanke H, Karsch KR, Kreuzer H. Initial experience with transluminal recanalization of the recently occluded infarct-related coronary artery in acute myocardial infarction -- comparison with conventionally treated patients. Clin Cardiol. 1979;2(2):92-105.
71. Hartzler GO, Rutherford BD, McConahay DR, Johnson WL, Jr., McCallister BD, Gura GM, Jr., et al. Percutaneous transluminal coronary angioplasty with and without thrombolytic therapy for treatment of acute myocardial infarction. Am Heart J. 1983;106(5 Pt 1):965-73.
72. Valeix B, Labrunie P, Marco J, Puel J, Bory M, Sainsous J, et al. [Immediate coronary angioplasty in the acute phase of myocardial infarction. French multicenter study: December 1983]. Arch Mal Cœur Vaiss. 1985;78(6):831-7.
73. Marco J, Caster L, Szatmary LJ, Fajadet J. Emergency percutaneous transluminal coronary angioplasty without thrombolysis as initial therapy in acute myocardial infarction. Int J Cardiol. 1987;15(1):55-63.
74. Grines CL, Browne KF, Marco J, Rothbaum D, Stone GW, O'Keefe J, et al. A comparison of immediate angioplasty with thrombolytic therapy for acute myocardial infarction. The Primary Angioplasty in Myocardial Infarction Study Group. N Engl J Med. 1993;328(10):673-9.
75. Carrel A. Permanent Intubation of the Thoracic Aorta. J Exp Med. 1912;16(1):17-24.
76. Palmaz JC, Sibbitt RR, Reuter SR, Tio FO, Rice WJ. Expandable intraluminal graft: a preliminary study. Work in progress. Radiology. 1985;156(1):73-7.
77. Puel J, Lacapere B, Sabathier M, Schmitt R, Monassier JP, Valeix B, et al. [Coronary revascularization at the acute phase of myocardial infarction. Short and median-term survival of 359 patients. Multicenter study]. Arch Mal Cœur Vaiss. 1986;79(4):409-17.

78. Sigwart U, Puel J, Mirkovitch V, Joffre F, Kappenberger L. Intravascular stents to prevent occlusion and restenosis after transluminal angioplasty. N Engl J Med. 1987;316(12):701-6.
79. Palmaz JC, Richter GM, Noldge G, Kauffmann GW, Wenz W. [Intraluminal Palmaz stent implantation. The first clinical case report on a balloon-expanded vascular prosthesis]. Radiologe. 1987;27(12):560-3.
80. Macander PJ, Agrawal SK, Roubin GS. The Gianturco-Roubin balloon-expandable intracoronary flexible coil stent. J Invasive Cardiol. 1991;3(2):85-94.
81. Barragan P, Pietri P, Villain P, Silvestri M, Roquebert PO. [Antiplatelet therapy during coronary endoprosthesis placement]. Arch Mal Cœur Vaiss. 1996;89(11 Suppl):1515-20.
82. Bertrand M, Allain H, Lablanche J, study obotT. Results of a randomized trial of ticlopidine versus placebofor prevention of acute closure and restenosisafter coronary angioplasty(abstract). Circulation. 1990;882:190.
83. Karrillon GJ, Morice MC, Benveniste E, Bunouf P, Aubry P, Cattan S, et al. Intracoronary stent implantation without ultrasound guidance and with replacement of conventional anticoagulation by antiplatelet therapy. 30-day clinical outcome of the French Multicenter Registry. Circulation. 1996;94(7):1519-27.
84. Bertrand ME, Legrand V, Boland J, Fleck E, Bonnier J, Emmanuelson H, et al. Randomized multicenter comparison of conventional anticoagulation versus antiplatelet therapy in unplanned and elective coronary stenting. The full anticoagulation versus aspirin and ticlopidine (fantastic) study. Circulation. 1998;98(16):1597-603.
85. Schomig A, Neumann FJ, Kastrati A, Schuhlen H, Blasini R, Hadamitzky M, et al. A randomized comparison of antiplatelet and anticoagulant therapy after the placement of coronary-artery stents. N Engl J Med. 1996;334(17):1084-9.
86. Leon MB, Baim DS, Popma JJ, Gordon PC, Cutlip DE, Ho KK, et al. A clinical trial comparing three antithrombotic-drug regimens after coronary-artery stenting. Stent Anticoagulation Restenosis Study Investigators. N Engl J Med. 1998;339(23):1665-71.

87. Bertrand ME, Rupprecht HJ, Urban P, Gershlick AH, Investigators C. Double-blind study of the safety of clopidogrel with and without a loading dose in combination with aspirin compared with ticlopidine in combination with aspirin after coronary stenting : the clopidogrel aspirin stent international cooperative study (CLASSICS). Circulation. 2000;102(6):624-9.
88. Serruys PW, Strauss BH, Beatt KJ, Bertrand ME, Puel J, Rickards AF, et al. Angiographic follow-up after placement of a self-expanding coronary-artery stent. N Engl J Med. 1991;324(1):13-7.
89. Serruys PW, de Jaegere P, Kiemeneij F, Macaya C, Rutsch W, Heyndrickx G, et al. A comparison of balloon-expandable-stent implantation with balloon angioplasty in patients with coronary artery disease. Benestent Study Group. N Engl J Med. 1994;331(8):489-95.
90. Serruys PW, van Hout B, Bonnier H, Legrand V, Garcia E, Macaya C, et al. Randomised comparison of implantation of heparin-coated stents with balloon angioplasty in selected patients with coronary artery disease (Benestent II). Lancet. 1998;352(9129):673-81.
91. Fischman DL, Leon MB, Baim DS, Schatz RA, Savage MP, Penn I, et al. A randomized comparison of coronary-stent placement and balloon angioplasty in the treatment of coronary artery disease. Stent Restenosis Study Investigators. N Engl J Med. 1994;331(8):496-501.
92. Solinas E, Dangas G, Kirtane AJ, Lansky AJ, Franklin-Bond T, Boland P, et al. Angiographic patterns of drug-eluting stent restenosis and one-year outcomes after treatment with repeated percutaneous coronary intervention. Am J Cardiol. 2008;102(3):311-5.
93. van der Giessen WJ, Lincoff AM, Schwartz RS, van Beusekom HM, Serruys PW, Holmes DR, Jr., et al. Marked inflammatory sequelae to implantation of biodegradable and nonbiodegradable polymers in porcine coronary arteries. Circulation. 1996;94(7):1690-7.
94. Morice MC, Serruys PW, Sousa JE, Fajadet J, Ban Hayashi E, Perin M, et al. A randomized comparison of a sirolimus-eluting stent with a standard stent for coronary revascularization. N Engl J Med. 2002;346(23):1773-80.

95. Stone GW, Moses JW, Ellis SG, Schofer J, Dawkins KD, Morice MC, et al. Safety and efficacy of sirolimus- and paclitaxel-eluting coronary stents. N Engl J Med. 2007;356(10):998-1008.
96. Stone GW, Ellis SG, Cox DA, Hermiller J, O'Shaughnessy C, Mann JT, et al. A polymer-based, paclitaxel-eluting stent in patients with coronary artery disease. N Engl J Med. 2004;350(3):221-31.
97. Windecker S, Remondino A, Eberli FR, Juni P, Raber L, Wenaweser P, et al. Sirolimus-eluting and paclitaxel-eluting stents for coronary revascularization. N Engl J Med. 2005;353(7):653-62.
98. Diletti R, Farooq V, Girasis C, Bourantas C, Onuma Y, Heo JH, et al. Clinical and intravascular imaging outcomes at 1 and 2 years after implantation of absorb everolimus eluting bioresorbable vascular scaffolds in small vessels. Late lumen enlargement: does bioresorption matter with small vessel size? Insight from the ABSORB cohort B trial. Heart. 2013;99(2):98-105.
99. Diletti R, Garcia-Garcia HM, Bourantas CV, van Geuns RJ, Van Mieghem NM, Vranckx P, et al. Clinical outcomes after zotarolimus and everolimus drug eluting stent implantation in coronary artery bifurcation lesions: insights from the RESOLUTE All Comers Trial. Heart. 2013;99(17):1267-74.
100. Dudek D, Onuma Y, Ormiston JA, Thuesen L, Miquel-Hebert K, Serruys PW. Four-year clinical follow-up of the ABSORB everolimus-eluting bioresorbable vascular scaffold in patients with de novo coronary artery disease: the ABSORB trial. EuroIntervention. 2012;7(9):1060-1.
101. Bailey CP. The surgical treatment of mitral stenosis (mitral commissurotomy). Dis Chest. 1949;15(4):377-97.
102. Harken DE, Ellis LB, et al. The surgical treatment of mitral stenosis; valvuloplasty. N Engl J Med. 1948;239(22):801-9.
103. Starr A, Edwards ML. Mitral replacement : the shielded ball valve prosthesis. J Thorac Cardiovasc Surg. 1961;42:673-82.
104. Carpentier A, Blondeau P, Laurens B, Hay A, Laurent D, Dubost C. Mitral and tricuspid valve replacement with frame-

mounted aortic heterografts. J Thorac Cardiovasc Surg. 1968;56(3):388-94.
105. Inoue K, Owaki T, Nakamura T, Kitamura F, Miyamoto N. Clinical application of transvenous mitral commissurotomy by a new balloon catheter. J Thorac Cardiovasc Surg. 1984;87(3):394-402.
106. Al Zaibag M, Ribeiro PA, Al Kasab S, Al Fagih MR. Percutaneous double-balloon mitral valvotomy for rheumatic mitral-valve stenosis. Lancet. 1986;1(8484):757-61.
107. Babic UU, Pejcic P, Djurisic Z, Vucinic M, Grujicic SM. Percutaneous transarterial balloon valvuloplasty for mitral valve stenosis. Am J Cardiol. 1986;57(13):1101-4.
108. Palacios IF, Lock JE, Keane JF, Block PC. Percutaneous transvenous balloon valvotomy in a patient with severe calcific mitral stenosis. J Am Coll Cardiol. 1986;7(6):1416-9.
109. Meier B, Friedli B, Oberhansli I, Belenger J, Finci L, Niederhauser W. [Trefoil balloon, a new instrument for percutaneous valvuloplasty]. Schweiz Med Wochenschr. 1986;116(46):1617-20.
110. Cribier A, Savin T, Saoudi N, Rocha P, Berland J, Letac B. Percutaneous transluminal valvuloplasty of acquired aortic stenosis in elderly patients : an alternative to valve replacement ? Lancet. 1986;1(8472):63-7.
111. Dubost C, Oteifa G, Blondeau P. [The technical problem of mitral commissurotomy: results obtained by instrumental dilatation of the stenosis]. Mem Acad Chir (Paris). 1954 ; 80(10-11):321-9.
112. Feldman T, Cilingiroglu M. Percutaneous leaflet repair and annuloplasty for mitral regurgitation. J Am Coll Cardiol. 2011;57(5):529-37.
113. Feldman T, Wasserman HS, Herrmann HC, Gray W, Block PC, Whitlow P, et al. Percutaneous mitral valve repair using the edge-to-edge technique: six-month results of the EVEREST Phase I Clinical Trial. J Am Coll Cardiol. 2005;46(11):2134-40.
114. Davies H, Lessof MH, Roberts CI, Ross DN. Homograft Replacement of the Aortic Valve: Follow-up Studies in Twelve Patients. Lancet. 1965;1(7392):926-9.

115. Andersen HR, Knudsen LL, Hasenkam JM. Transluminal implantation of artificial heart valves. Description of a new expandable aortic valve and initial results with implantation by catheter technique in closed chest pigs. Eur Heart J. 1992;13(5):704-8.
116. Bonhoeffer P, Boudjemline Y, Saliba Z, Merckx J, Aggoun Y, Bonnet D, et al. Percutaneous replacement of pulmonary valve in a right-ventricle to pulmonary-artery prosthetic conduit with valve dysfunction. Lancet. 2000;356(9239):1403-5.
117. Cribier A, Eltchaninoff H, Bash A, Borenstein N, Tron C, Bauer F, et al. Percutaneous transcatheter implantation of an aortic valve prosthesis for calcific aortic stenosis: first human case description. Circulation. 2002;106(24):3006-8.
118. Smith CR, Leon MB, Mack MJ, Miller DC, Moses JW, Svensson LG, et al. Transcatheter versus surgical aortic-valve replacement in high-risk patients. N Engl J Med. 2011;364(23):2187-98.
119. Leon MB, Smith CR, Mack M, Miller DC, Moses JW, Svensson LG, et al. Transcatheter aortic-valve implantation for aortic stenosis in patients who cannot undergo surgery. N Engl J Med. 2010;363(17):1597-607.
120. Mack MJ, Leon MB. Transcatheter Aortic-Valve Replacement in Low-Risk Patients. Reply. N Engl J Med. 2019;381(7):684-5.
121. Rashkind WJ, Miller WW. Creation of an atrial septal defect without thoracotomy. A palliative approach to complete transposition of the great arteries. JAMA. 1966;196(11):991-2.
122. King TD, Mills NL. Nonoperative closure of atrial septal defects. Surgery. 1974;75(3):383-8.
123. Brock RC. Pulmonary valvulotomy for the relief of congenital pulmonary stenosis; report of three cases. Br Med J. 1948;1(4562):1121-6.
124. Kan JS, White RI, Jr., Mitchell SE, Gardner TJ. Percutaneous balloon valvuloplasty: a new method for treating congenital pulmonary-valve stenosis. N Engl J Med. 1982;307(9):540-2.
125. Crafoord C. The surgical treatment of coarctation of the aorta. Surgery. 1947;21(1):146.

126. Lababidi Z. Neonatal transluminal balloon coarctation angioplasty. Am Heart J. 1983;106(4 Pt 1):752-3.
127. Redington A, Rigby M. Balloon dilation of aortic coarctation. Am Heart J. 1993;126(6):1492-3.
128. Ovaert C, Caldarone CA, McCrindle BW, Nykanen D, Freedom RM, Coles JG, et al. Endovascular stent implantation for the management of postoperative right ventricular outflow tract obstruction: clinical efficacy. J Thorac Cardiovasc Surg. 1999;118(5):886-93.
129. Lurz P, Coats L, Khambadkone S, Nordmeyer J, Boudjemline Y, Schievano S, et al. Percutaneous pulmonary valve implantation: impact of evolving technology and learning curve on clinical outcome. Circulation. 2008;117(15):1964-72.

On trouvera également des informations concernant l'histoire de la cardiologie interventionnelle dans les deux livres suivants en langue anglaise :

Michel E. Bertrand : The evolution of cardiac catheterization and interventional cardiology, Iatric press, 2006
Philippe Gaspard : The history of coronary angioplasty: Europa Digital& Publishing 2017

Table

Structures éditoriales du groupe L'Harmattan

L'Harmattan Italie
Via degli Artisti, 15
10124 Torino
harmattan.italia@gmail.com

L'Harmattan Hongrie
Kossuth l. u. 14-16.
1053 Budapest
harmattan@harmattan.hu

L'Harmattan Sénégal
10 VDN en face Mermoz
BP 45034 Dakar-Fann
senharmattan@gmail.com

L'Harmattan Cameroun
TSINGA/FECAFOOT
BP 11486 Yaoundé
inkoukam@gmail.com

L'Harmattan Burkina Faso
Achille Somé – tengnule@hotmail.fr

L'Harmattan Guinée
Almamya, rue KA 028 OKB Agency
BP 3470 Conakry
harmattanguinee@yahoo.fr

L'Harmattan RDC
185, avenue Nyangwe
Commune de Lingwala – Kinshasa
matangilamusadila@yahoo.fr

L'Harmattan Congo
67, boulevard Denis-Sassou-N'Guesso
BP 2874 Brazzaville
harmattan.congo@yahoo.fr

L'Harmattan Mali
ACI 2000 - Immeuble Mgr Jean Marie Cisse
Bureau 10
BP 145 Bamako-Mali
mali@harmattan.fr

L'Harmattan Togo
Djidjole – Lomé
Maison Amela
face EPP BATOME
ddamela@aol.com

L'Harmattan Côte d'Ivoire
Résidence Karl – Cité des Arts
Abidjan-Cocody
03 BP 1588 Abidjan
espace_harmattan.ci@hotmail.fr

Nos librairies en France

Librairie internationale
16, rue des Écoles
75005 Paris
librairie.internationale@harmattan.fr
01 40 46 79 11
www.librairieharmattan.com

Librairie des savoirs
21, rue des Écoles
75005 Paris
librairie.sh@harmattan.fr
01 46 34 13 71
www.librairieharmattansh.com

Librairie Le Lucernaire
53, rue Notre-Dame-des-Champs
75006 Paris
librairie@lucernaire.fr
01 42 22 67 13

www.ingramcontent.com/pod-product-compliance
Lightning Source LLC
LaVergne TN
LVHW051111051026
849532LV00004BB/1500